1日3分

まちがいさがしで

目がよくなる!

ガボール・アイ

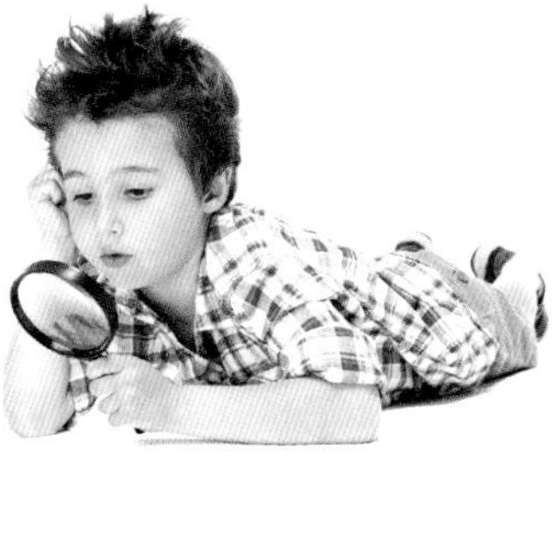

SB Creative

目ってどんどん
悪くなりますよね。

加齢によって誰もがなる「老眼」も、
勉強やスマホ、パソコンが
原因とされる「近視」も、

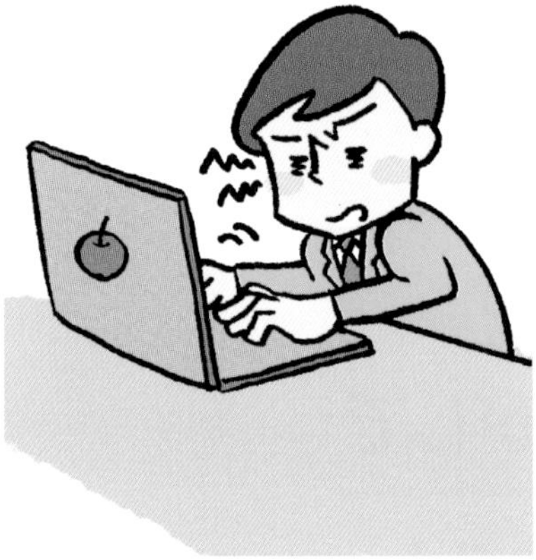

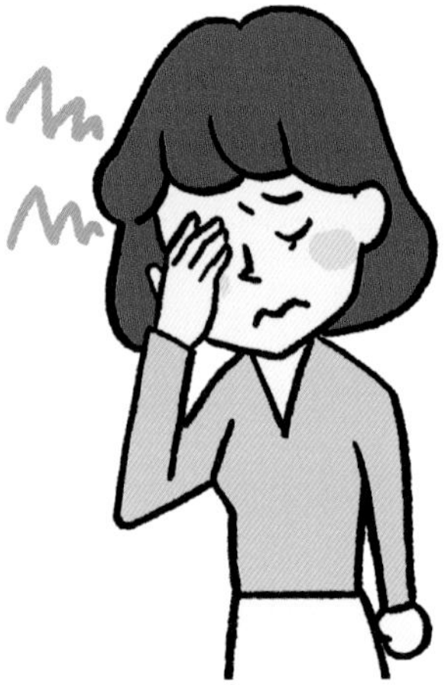

このままではまずいと思いながら、
ほったらかしていませんか？

でもその「ほったらかし」
けっこう危険かもしれません。

実は今、日本人の失明原因
第5位は「近視の進行」です。

オーストラリアの視覚研究所によると、
２０５０年の近視人口は
約50億人になると推計されています。

50億人というと、２０５０年における
世界人口の約半分。
うち９億３８００万人は、
失明リスクがある強度近視です。

スマホ、パソコン、ＳＮＳ、テレワーク、
屋外活動の減少……現代人を取り巻く
生活環境は、かつてないレベルで私たちの
「見える」を
脅かしています。

近視人口

2010年には19億5000万人(世界人口の28.3%)
2020年には26億6000万人(世界人口の34.0%)
2030年までに33億6100万人(世界人口の39.9%)
2040年までに40億8900万人(世界人口の45.2%)
2050年までに47億5800万人(世界人口の49.8%)

失明リスクのある強度近視（視力0.1以下）

2010年には2億7700万人(世界人口の4.0%)
2020年には3億9900万人(世界人口の5.2%)
2030年までに5億1700万人(世界人口の6.1%)
2040年までに6億9600万人(世界人口の7.7%)
2050年までに9億3800万人(世界人口の9.8%)

なぜ「ガボール・アイ」で目がよくなるの？

「ほったらかしは危ない！」といわれても、いざ手術に踏み切るとなると、なかなか勇気が要りますよね。そこでご紹介したいメソッドが、「ガボール・アイ」です。「ガボール・アイ」とは、「ガボール・パッチ」という特殊な縞模様の画像を使った目のトレーニングのこと。世界で唯一、科学的に効果が証明された視力回復法です。カリフォルニア大学をはじめ、世界トップクラスの研究機関で、効果が実証されました。

「なぜ見るだけで目がよくなるのか？」そのメカニズムについて説明させてください。

「ものを見ること」は、目と脳の連携プレーによってはじめて成立します。目でものを見ると、網膜はその映像を信号に変換し、視神経を通じて脳の「視覚野」へ伝えられます。「視覚野」に入った情報がうまく処理されたとき、はじめて映像として認識されるのです。

ですから、目も脳もどちらも重要。もし、

脳梗塞や脳しんとうなどで脳に問題が起こると、視力が突然0・1ほどにまで低下することもあります。反対に、脳の処理機能が上がると、視力も回復します。

そこで脳の「視覚野」に効率よく働きかけ、処理機能をアップさせる手段のひとつが、この「ガボール・アイ」です。

1日3分の訓練を4週間続けるだけで、視力回復の効果が期待できます。レーシックやICL（眼内レンズ）といった手術、薬などに頼らず視力を回復させることができる唯一の方法です。しかも、目ではなく脳に働きかけるので、「近視」「老眼」「乱視」「遠視」「疲れ目」どんな症状の人にも効果があります。

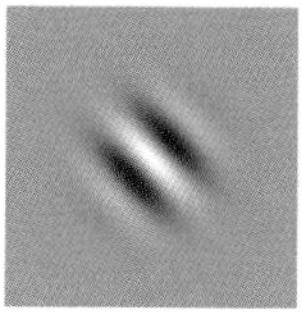

これが「ガボール・パッチ」！

見るだけで、画像を処理する脳が鍛えられる

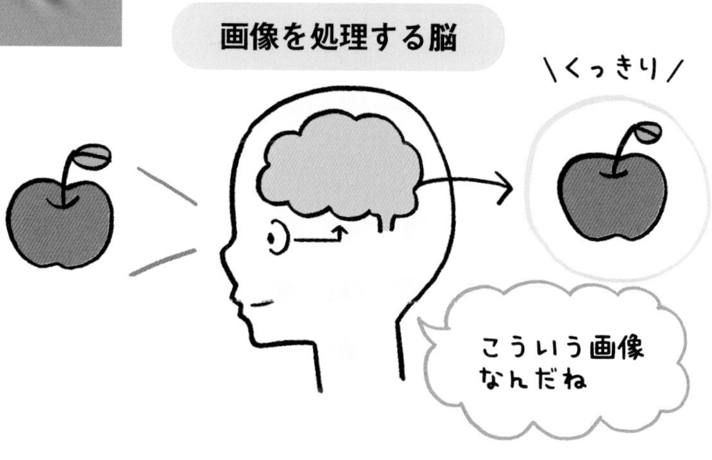
画像を処理する脳
＼くっきり／
こういう画像
なんだね

効果に個人差があるのはどうして？

私はすでに「ガボール・アイ」のトレーニング本を2冊刊行しています。おかげさまでご好評いただき、30万部突破の人気シリーズとなりました。皆さんから、「本当に目がよくなった！」「老眼の進行が止まった！」など喜びの声が寄せられた一方で、残念ながら、「あまり効果を感じなかった」という人もいたことは事実です。

そこで、「どうにかしてこの個人差を埋めたい」という想いから生まれたのが本書です。

まず、効果が出にくい人の特徴として、「視力が0・1以下」「能力を使い切れていない」の2つが挙げられます。

前者の「視力が0・1以下」の人は、普段から脳の処理機能を使い切っている可能性が高いため、効果が限定的です。ただ、疲れ目には効果がありますので、本書を手に取ってくださった人はぜひ取り組んでみてください。

問題は後者の「能力を使い切れていない」人です。ちゃんと取り組んだはずなのに、効果が出なかった人。この人たちは、脳の「視覚野」を使い切れていない可能性が高いです。「ガボール・アイ」で使用する「ガボール・パッチ」は、物理学者のデニス・ガボール博士によって、脳の「視覚野」に影響するようにつくられた図形です。見ることで、「視覚野」が刺激され、脳の処理機能向上が期待できます。ただし、ぼんやりと眺めていたり、気が散って視点が定まらなかったりすると、「視覚野」が十分に刺激されず、効果も限定的になってしまいます。集中して、脳をフル回転させて見ることがとても大切なのです。

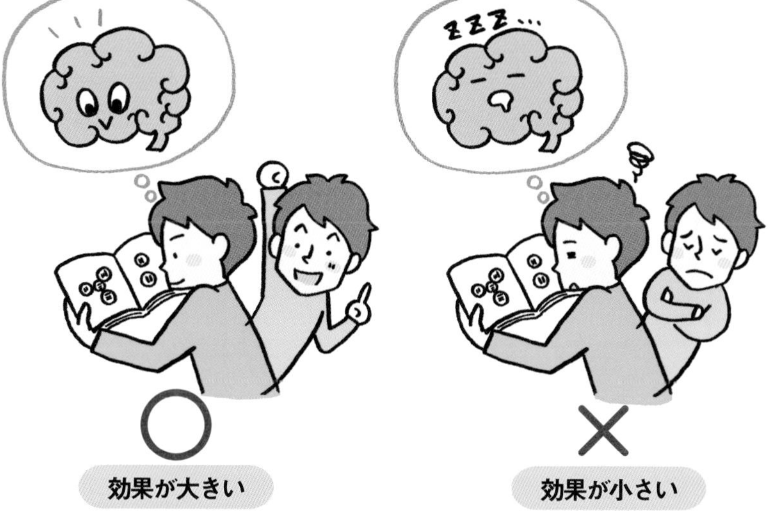

ゼッタイに目をよくしたい人へ贈る 特別カリキュラム

「じゃあ、どう見たらいいの？」と思うかもしれません。「脳を使い切る」といわれても、意識的に脳を使うことは、なかなか難しいものです。

脳を使い切るために意識してほしいポイントは「凝視《ぎょうし》」（目をこらして見つめること）です。なぜなら、「凝視」によって、「今見えている画像を、より鮮明に修正しようとする」脳の働きが自動的に鍛えられるからです。この働きこそ、「ガボール・

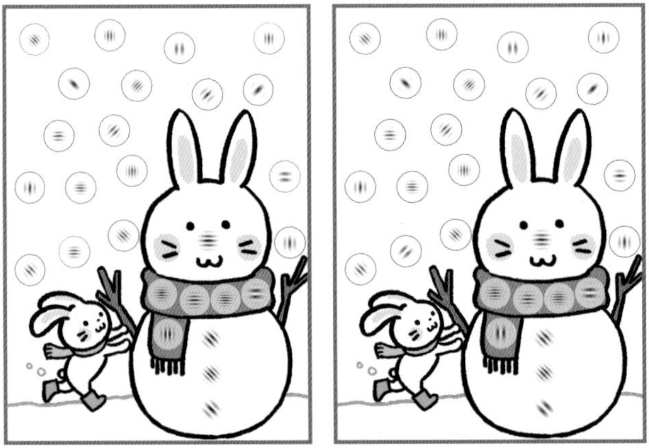

「23 日目」より抜粋（P.74 ～ 75）

アイ」で鍛えたい脳の処理機能です。たとえば、「Photoshop」（フォトショップ）のような画像編集ソフトやアプリを思い浮かべてみてください。ぼやけた画像でも鮮明に修正することができますよね。脳にも、そのような自動修正機能が備わっていて、「凝視」によってそのスイッチが勝手にオンになるのです。

では、誰もが質のよい「凝視」をするためには、どうすればよいのでしょう。そこでたどりついた方法が、クイズの王道「まちがいさがし」です。

「どこにあるかわからないまちがいを、どこかにあると信じて隈なく探す」という過程そのものが、質のよい「凝視」になります。楽しみながら、誰でも自分の脳を最大限に使い切ることができるのです。

ですが、まちがいさがしの結果に一喜一憂する必要はありません。（誤解を恐れずにいうならば）「まちがい」なんて見つけられなくてもよいくらいです。大切なことは、まちがいを探そうとする過程だからです。

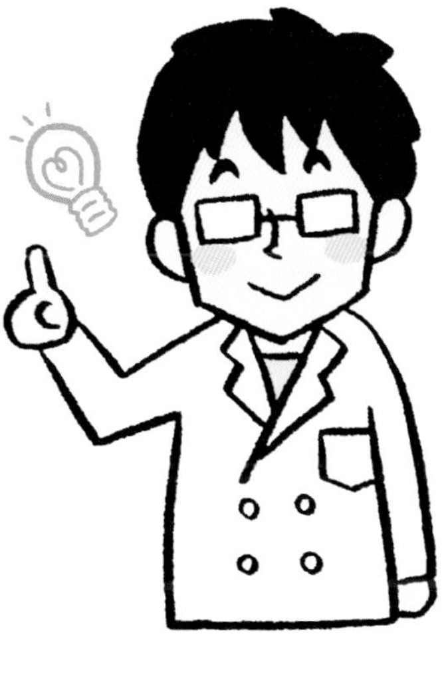

まだまだ届いています

体験者の喜びの声が続々と！

※人物名はすべて仮名とさせていただきました

2週間で効果実感！裸眼で読めなかったサウナの注意書きが、読めるようになった！

田口裕也（40代・男性）

近視の視力0.3、矯正1.0で、22年間メガネとコンタクトレンズを使っています。

乱視があり、視力は22年間変わっていないです。「ガボール・アイ」を試したところ、乱視でぼやけていた視界が少しずつハッキリ見えるようになりました。

サウナに毎週通っているのですが、今まで裸眼では読めなかった注意書きが、なんと読めるようになりました！

短期間で効果を実感できたので、これからも続けてみようと思います！

手元のピントが合いやすくなった！
老眼で疲れやすくなった目をほぐしてくれる本。

村井 明（50代・男性）

老眼の視力「右1.0、左0.8」でしたが、本書を試したところ「右1.0、左1.0」まで上がりました。

視力に関しては微増という感じでしたが、実生活で手元のピントが合いやすくなったように感じます。そのせいか、目が疲れにくくなりました。

前作に引き続き、老眼で疲れやすくなった目をほぐしてくれる本です。

夕方の見えづらさが改善され、
長時間パソコン作業をしても一日中快適に過ごせるようになりました。

石川奈津子（40代・女性）

「まちがいさがし」ということで、最初のうちはマークのちがいを見分けるだけでも苦労しました。しかし、続けていると徐々に見る力が上がってくるのか、1つ1つのマークがハッキリと見えるようになり、まちがいを見つけやすくなりました。

長時間パソコン作業をするため、平日は夕方になると視界がかすみ、物が見えづらくなったり、肩こりがひどくなったりしていましたが、本書のトレーニングを始めてからはそれらの悩みが解消され、一日中快適に過ごせるようになりました。

本を閉じた直後、目が筋肉痛？
のような感覚になりました。
10日ほどで視力が
本当によくなったので驚きました！

藤沢さつき（30代・女性）

近視の視力「右0.4、左0.5」だったのが、「右0.5、左0.8」に改善しました。

実際に「ガボール・アイ」を眺めているときは集中しているので変化に気づきませんでしたが、本を閉じた直後、目が筋肉痛？というか、「目を使ったな〜」という感覚になりました。毎日スマホやパソコンを眺める生活スタイルは変えずに10日ほど試してみましたが、視力が本当に改善していて驚きました。

視力回復のことを忘れて、
まちがいさがしに夢中になっちゃいました！
本から顔を上げたら
視界がハッキリしていて、びっくりです。

森 晴菜（20代・女性）

元々の視力が0.1以下（近視）なので、あまり効果は期待していませんでしたが、疲れ目にも効果があると聞いてダメ元でやってみました。ところが、「ガボール・アイ」のまちがいさがしが想像以上に難しく、目のことは忘れて夢中になっちゃいました。トレーニングの後半、本から顔を上げたら視界がハッキリしていてびっくりしました。頻繁に起こっていた目のかすみは、疲れ目のせいだったのかもしれません。老眼の両親にも勧めてみます！

「ガボール・アイ」実験結果
14日間実施／一部抜粋

近視改善例

		before	after	改善度
27歳男性	右	0.4	0.7	＋0.3
	左	0.4	0.8	＋0.4
29歳女性	右	0.4	0.6	＋0.2
	左	0.3	0.7	＋0.4
37歳男性	右	0.1	0.3	＋0.2
	左	0.2	0.7	＋0.5
46歳女性	右	0.2	0.4	＋0.2
	左	0.3	0.6	＋0.3

老眼改善例

		before	after	改善度
45歳女性	右	0.5	0.5	—
	左	0.5	0.7	＋0.2
48歳男性	右	0.3	0.6	＋0.3
	左	0.5	0.6	＋0.1
53歳女性	右	0.2	0.4	＋0.2
	左	0.2	0.3	＋0.1
57歳女性	右	0.5	0.6	＋0.1
	左	0.4	0.4	—

2018年に彩の国東大宮メディカルセンターで実施した院内研究の結果です。

本書の楽しみ方とルール

Point 1 明るい場所で、本から30㎝以上目を離して行う

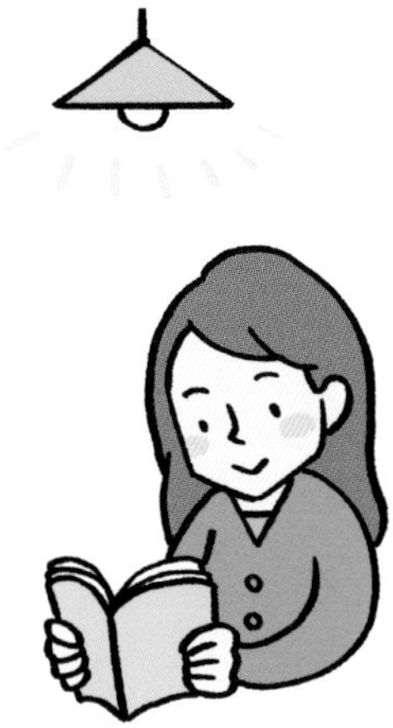

通常の読書と同じレベルの明るさで取り組んでください。暗いところは、目をつい本に近づけすぎてしまうため避けましょう。本と目の適切な距離は30㎝です。近すぎる距離で凝視し続けると近視を招きかねません。

Point 2 まずは1日3分2週間続けてみる

最初から効果を信じていないとなかなか続けられないものです。巻末付録の視力検査表で自己計測をしながらモチベーションを保ち、あまり疑わず気楽な気持ちで、まずは1日3分2週間を目安に続けてみてください。

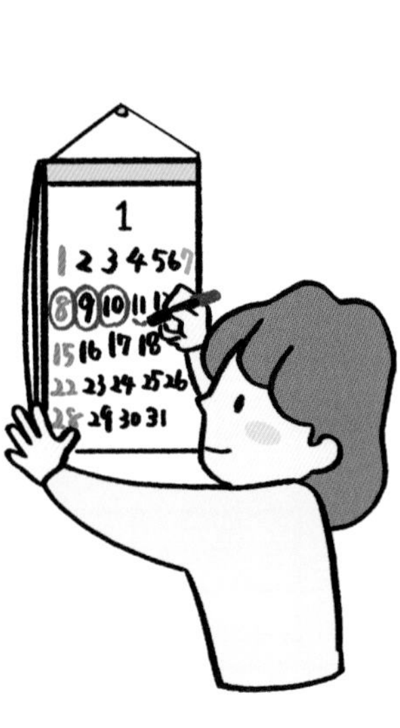

Point 3

静かな環境で行う

静かな環境で取り組みましょう。人間の認知能力には限界があるので、BGMや雑音などはない方がよいです。他に刺激があると気をとられ、脳が「ガボール・アイ」の処理に集中できません。

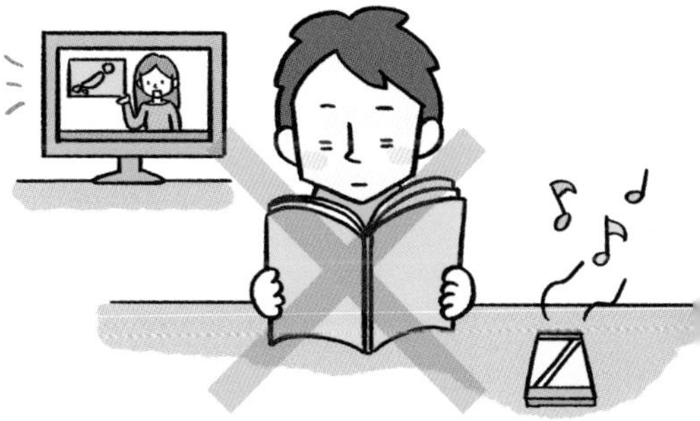

Point 4

体調に異変を感じたら、すぐに中断する

「ガボール・アイ」は、脳を鍛える視力回復法です。脳に負荷がかかることで、めまいや頭痛を引き起こす可能性があります。異変を感じたら、すぐに中断しましょう。

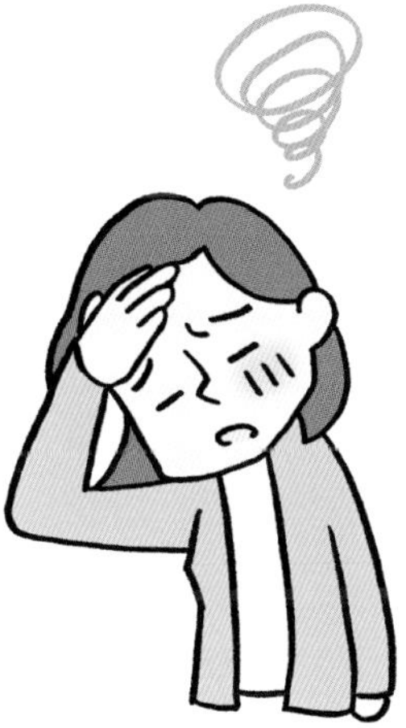

はじめに

皆さん、こんにちは。眼科専門医の平松類です。

これから皆さんに取り組んでいただくのは、脳を鍛えることで視力を回復する「ガボール・アイ」という視力回復法です。

「ガボール・アイ」とは、特殊な縞模様の画像を使った目のトレーニングのこと。

「こんなもので本当に目がよくなるの?」という声が聞こえてきそうですが、カリフォルニア大学をはじめ世界中の権威ある研究機関で効果が証明された科学的な視力回復法です。

レーシックやICL（眼内レンズ）といった手術、オルソケラトロジーのような治療器具、薬が不要で、失敗のリスクがないため、海外ではスポーツ選手や航空機のパイロットなども実践しています。

そんな魔法のような「ガボール・アイ」ですが、日本で知っている人はまだ多くありません。

そこで、このメソッドをひとりでも多くの人に届けるために刊行した本が、前著『1日3分見るだけでぐんぐん目がよくなる！ ガボール・アイ』と『1日3分楽しむだけで勝手に目がよくなる！ ガボール・アイ』（小社刊）です。おかげさまで、累計30万部突破のベストセラーになりました。

ただ1点、皆さんから喜びの声やご感想をいただく中で、あることに気がつきました。「ガボール・アイ」の効果を最大限発揮するためにはコツがいる、ということです。そのコツとは、質のよい「凝視」です。

本書は、まちがいさがしという形式を採用し、誰でも質のよい「凝視」ができるよう設計しました。パズル作家の北村良子さんにご協力いただき、目の動線や凝視時間にこだわった特別なまちがいさがしです。

思わず凝視したくなる工夫が至るところにちりばめられています。「飽きっぽい人」「つい他のことを考えてしまう人」、さらには「クイズやまちがいさがしに、さほど興味がない人」でも、すぐに集中できるはずです。

おひとりではもちろん、お子さんと、お孫さんと、ご家族の皆さんで一緒に楽しめる本になっています。

目をよくすることで、人生をよくするお手伝いができたら、これ以上うれしいことはありません。皆さんにとって有意義な４週間になることを願っています。

GOOD LUCK!!

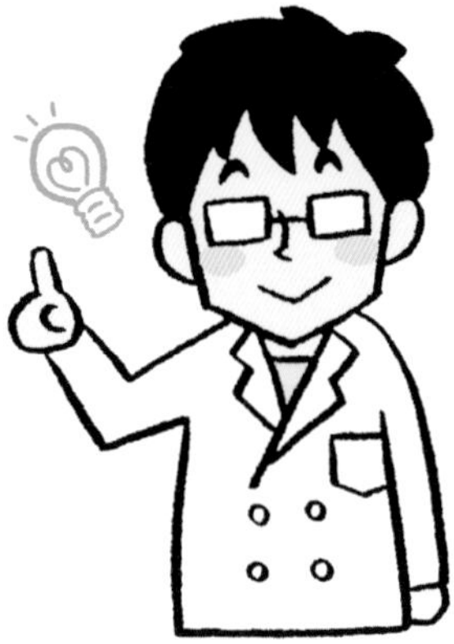

平松 類

CONTENTS

目次

CONTENTS

※本書は眼科治療をしていない人が対象の視力回復法です。
※不調を感じた場合は、すぐに中止してください。
※視力が０・１以下の人は効果が限定的です。
※視力回復の効果には個人差があります。

Part 1

「ガボール・アイ」4週間チャレンジ

（1日目〜7日目）

まちがいを２つ見つけてください。
マークの方向や種類のちがいに気をつけましょう。

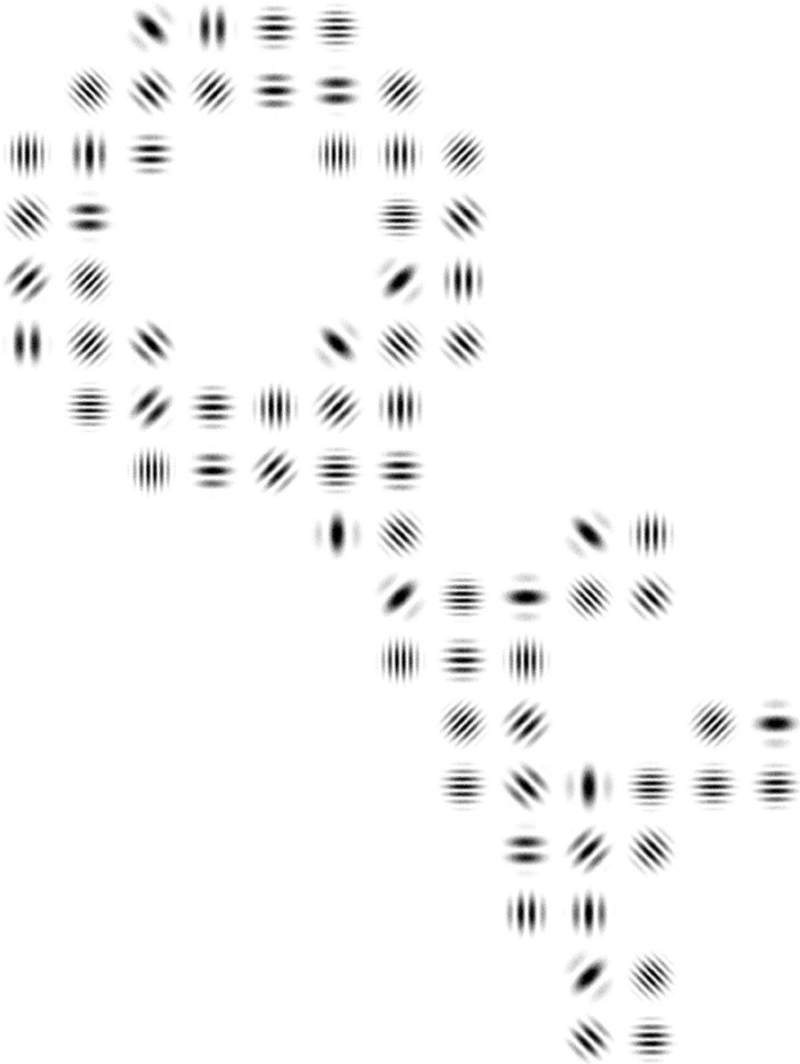

▶答えはP.88

魔法のカギ

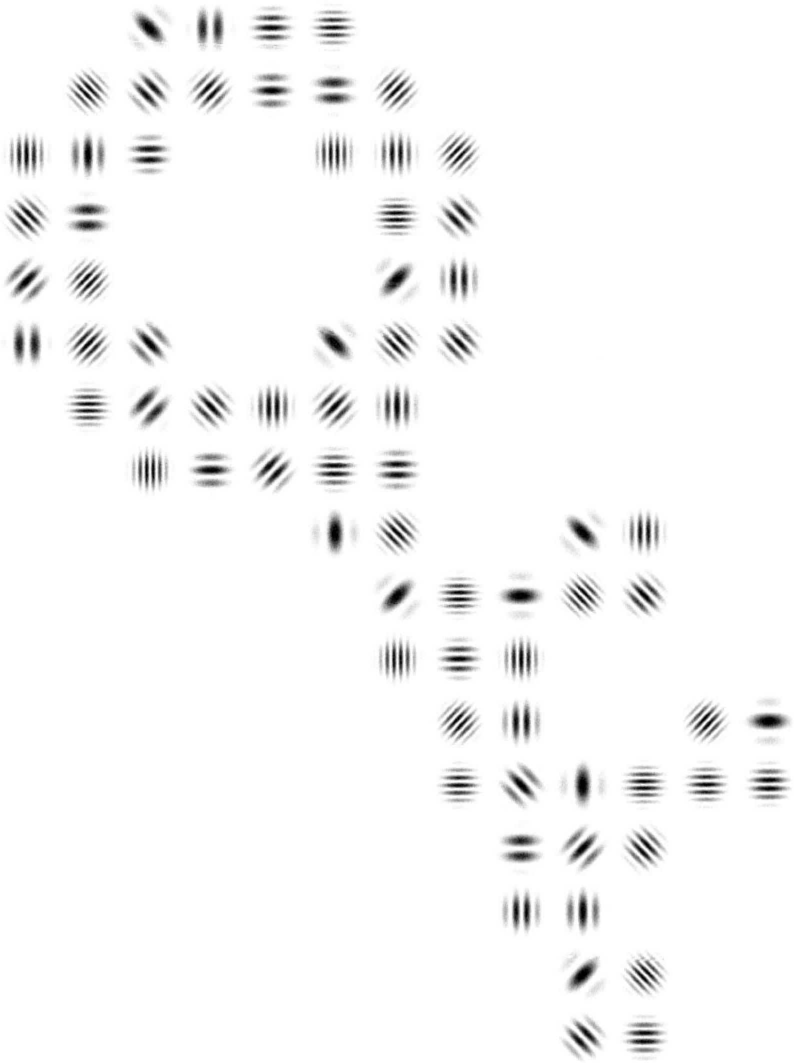

まちがいを５つ見つけてください。

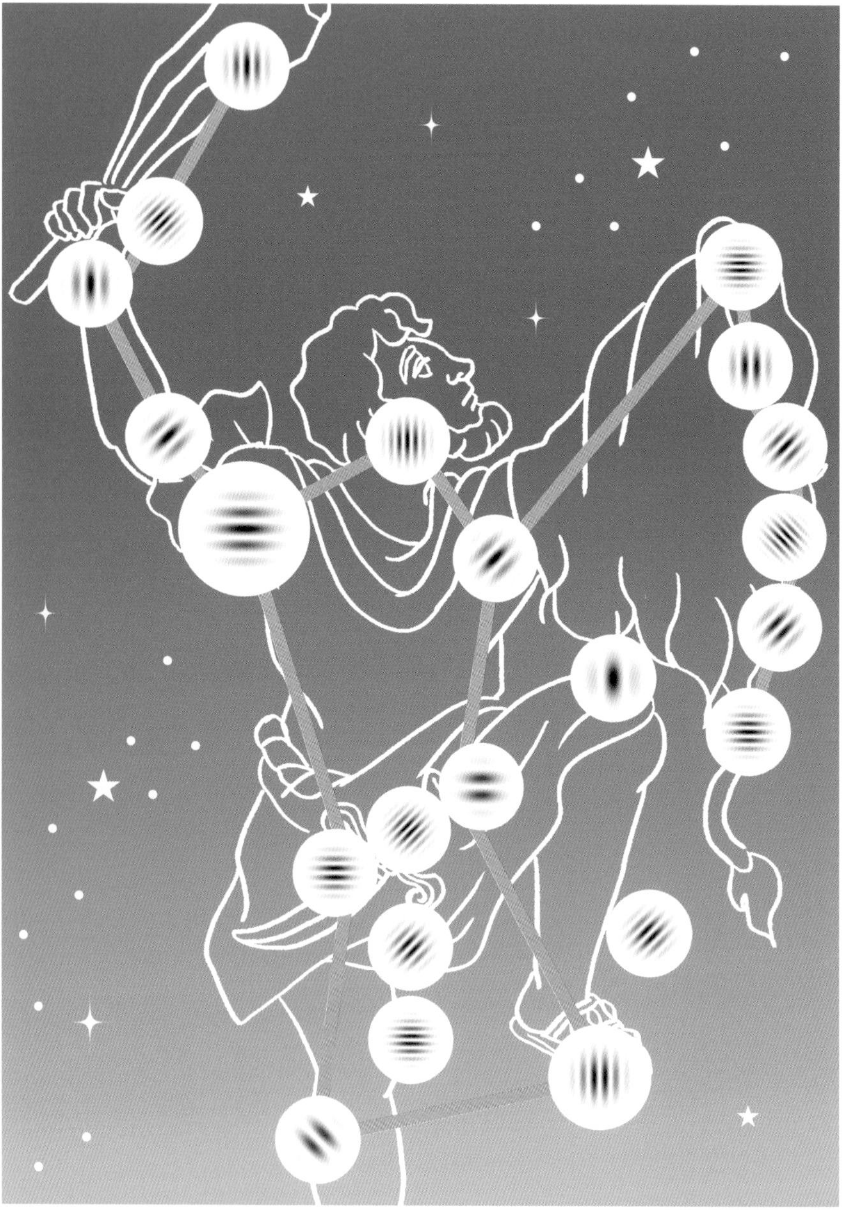

▶答えはP.88

オリオン座

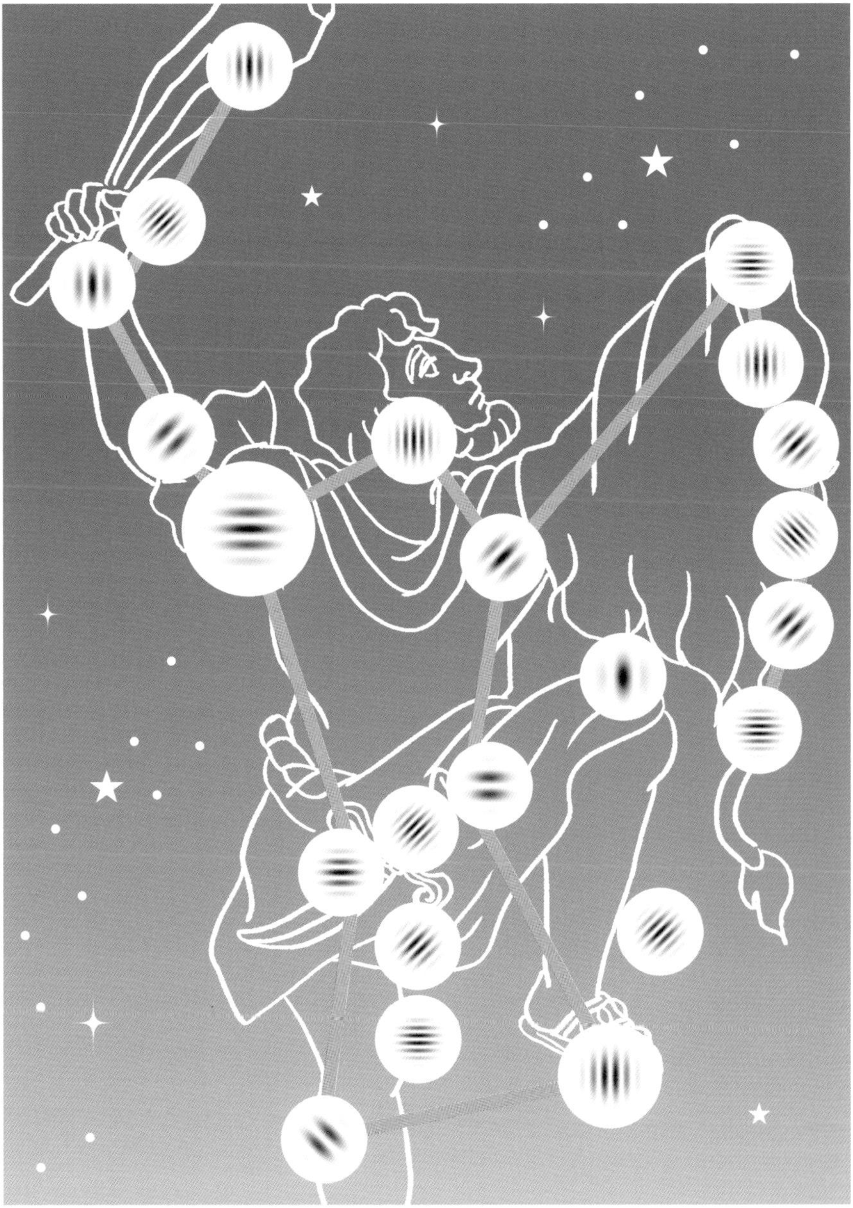

左右のマークが異なる方向にだけ進める迷路です。
から入って、　まで進んでください。

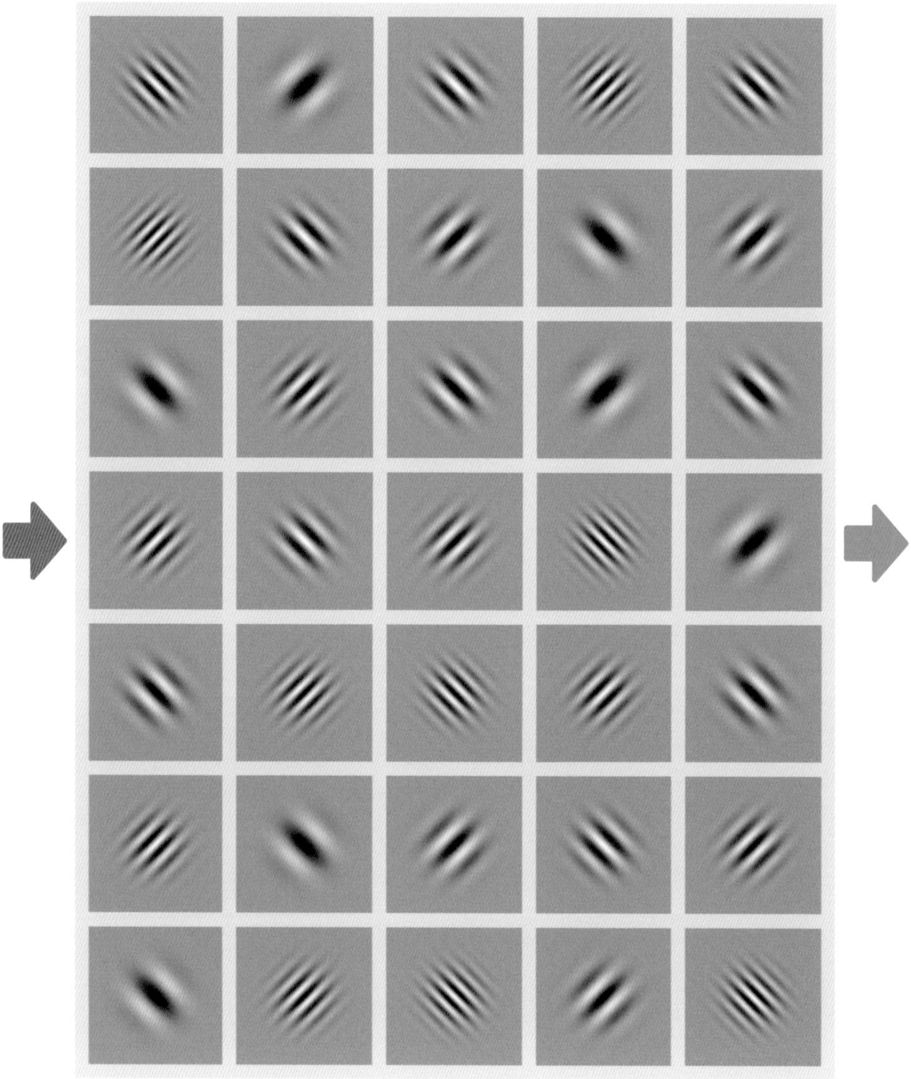

▶答えはP.88

通路ミッケ迷路

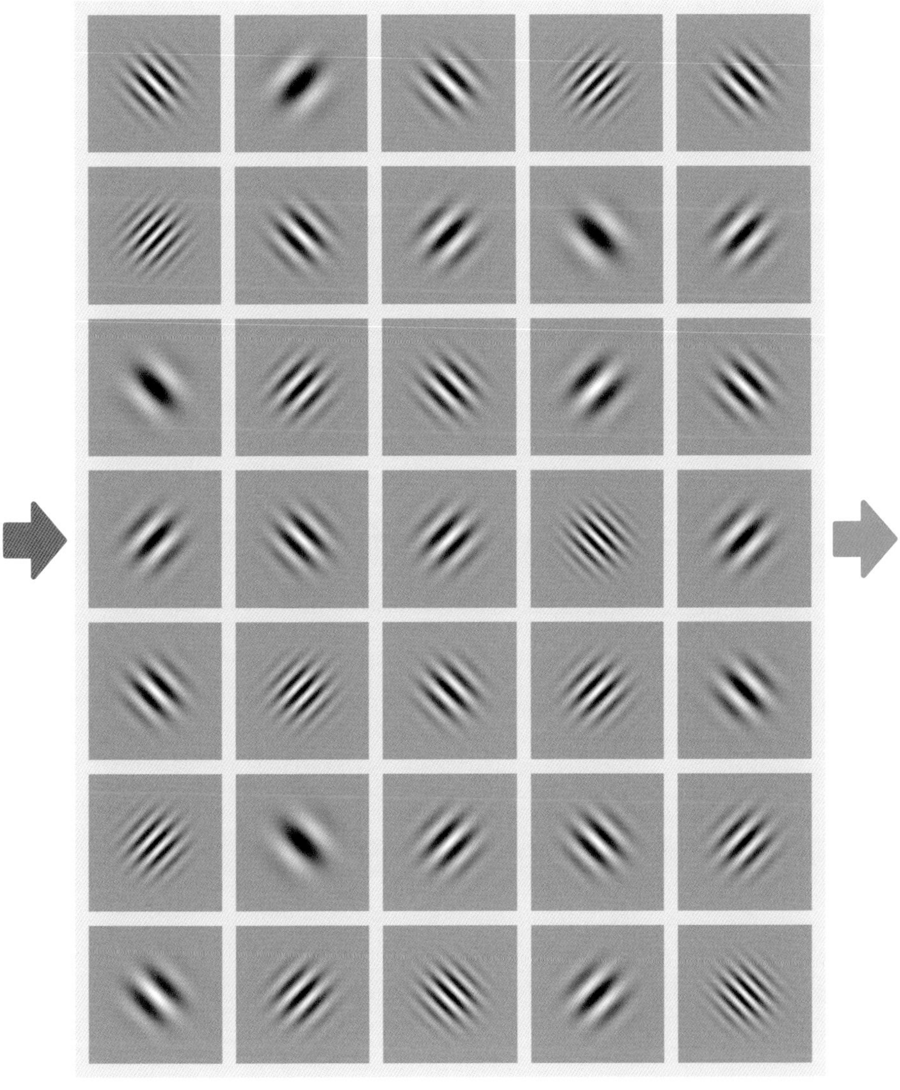

まちがいを３つ見つけてください。
マークの方向や種類のちがいに気をつけましょう。

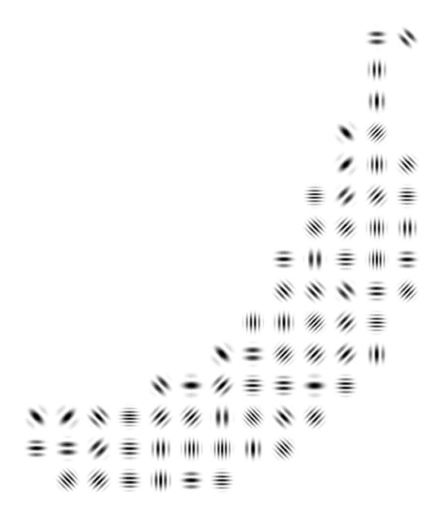

▶答えはP.88

バナナ

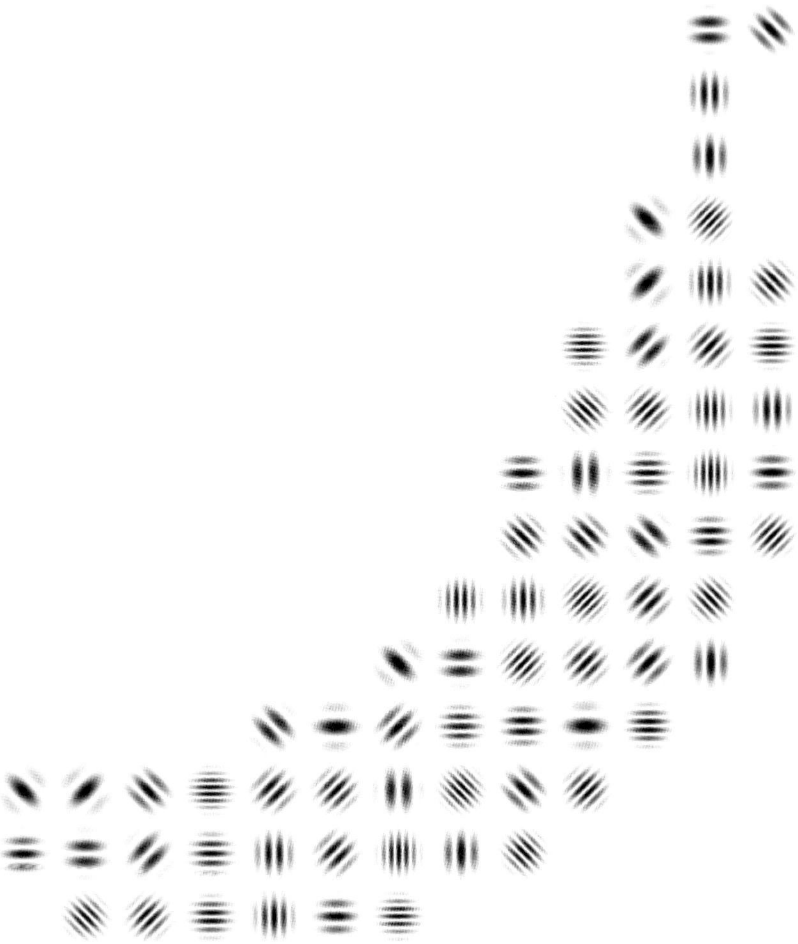

まちがいを5つ見つけてください。
マーク以外の場所にも、まちがいがあるかも……！

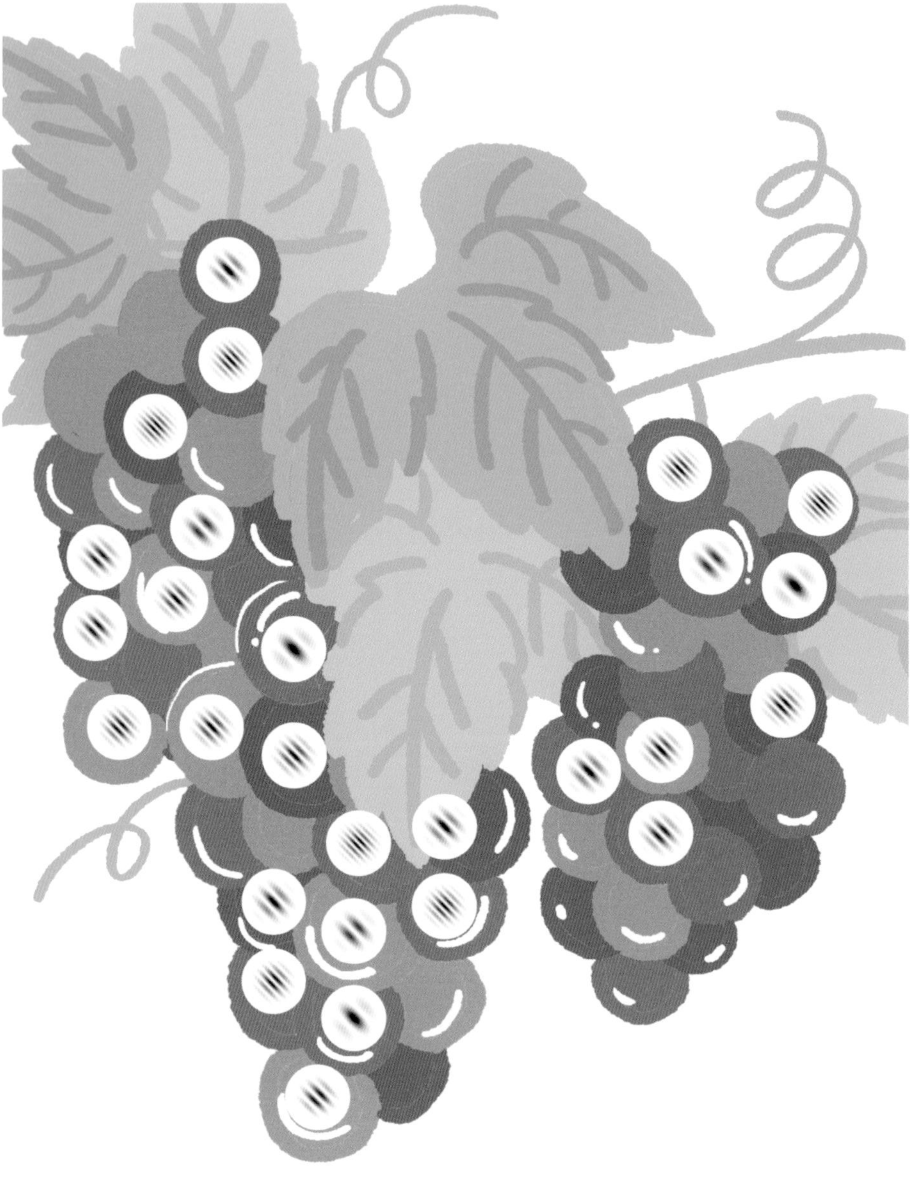

▶答えはP.89

ぶどう

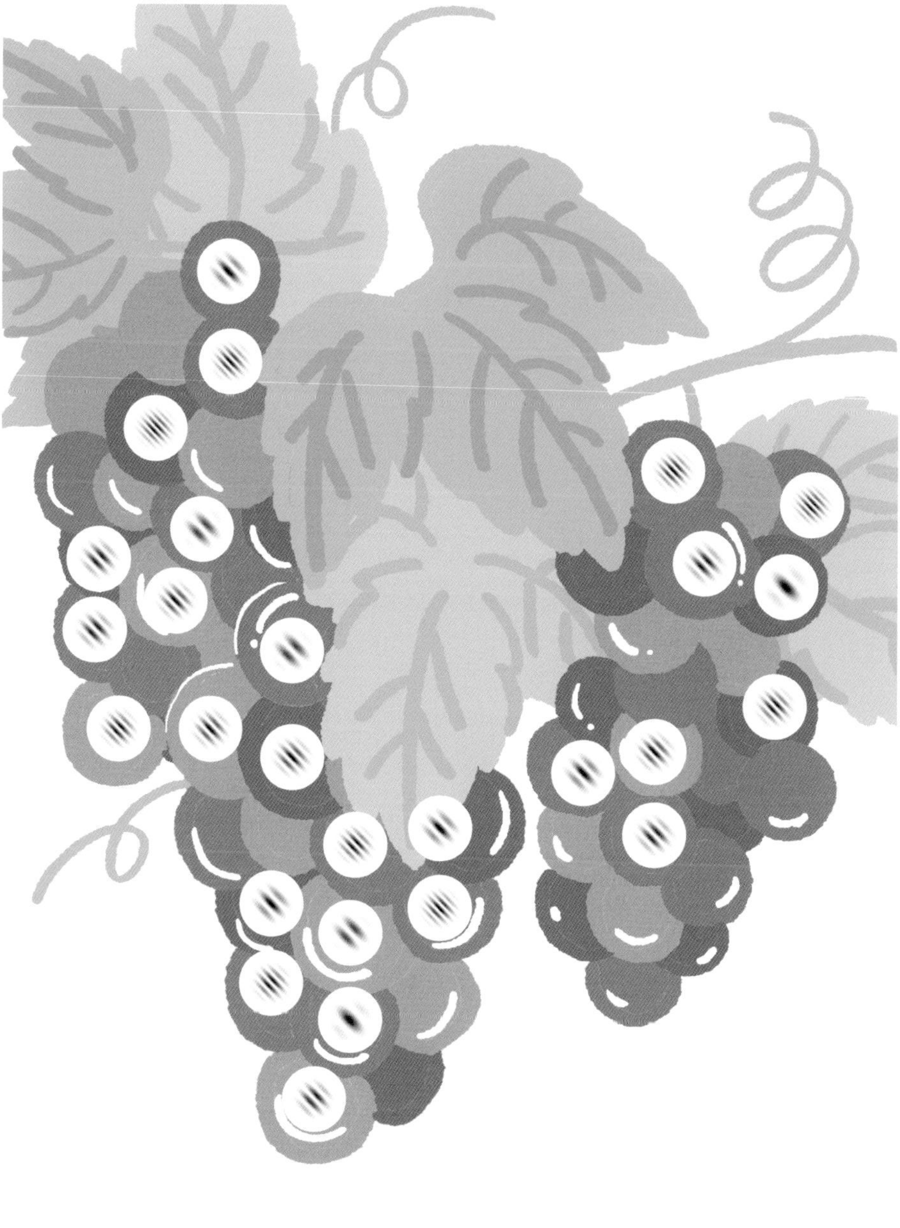

左右のマークが異なる方向にだけ進める迷路です。
から入って、 まで進んでください。

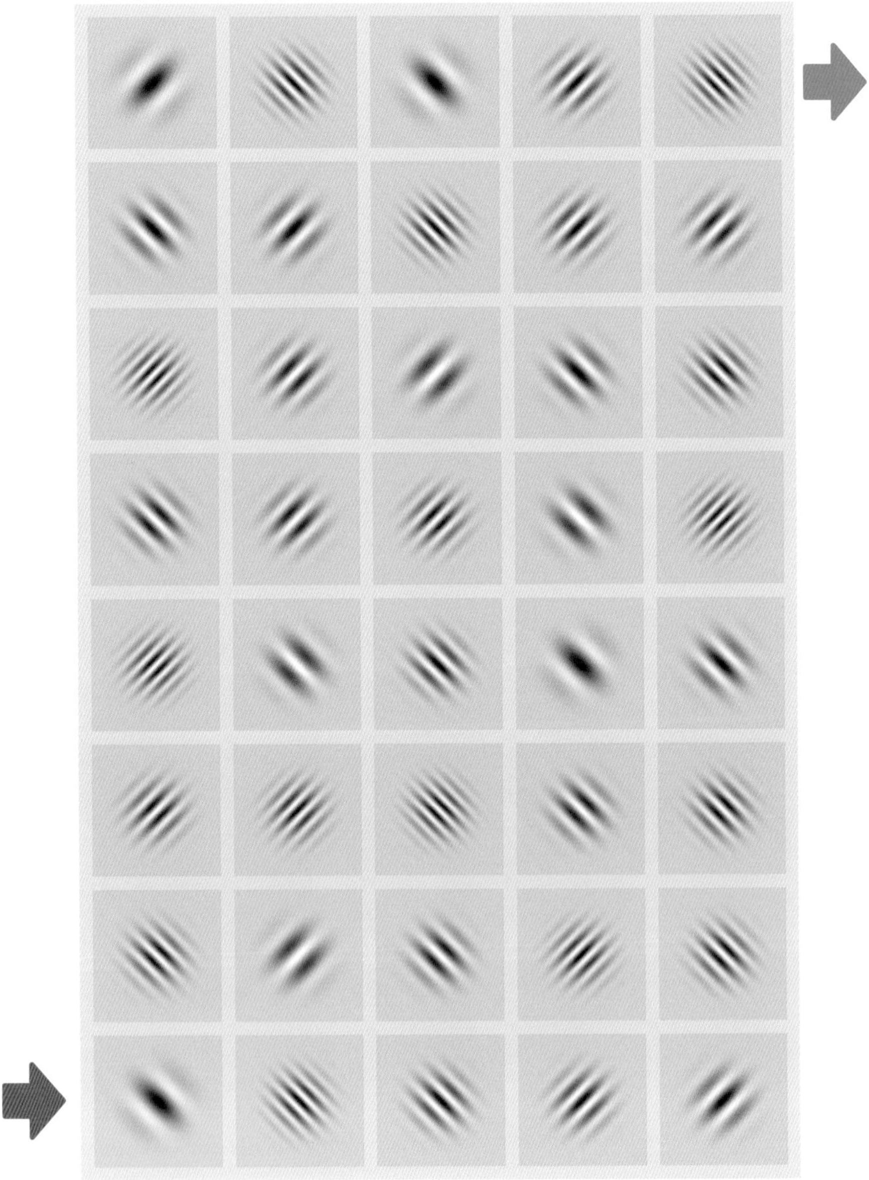

▶答えはP.89

通路ミッケ迷路

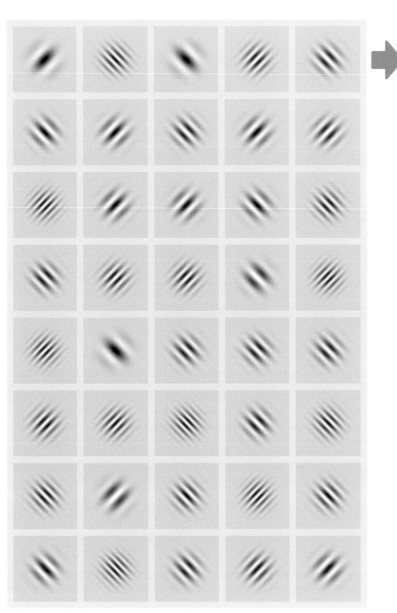

まちがいを2つ見つけてください。
マークの方向や種類のちがいに気をつけましょう。

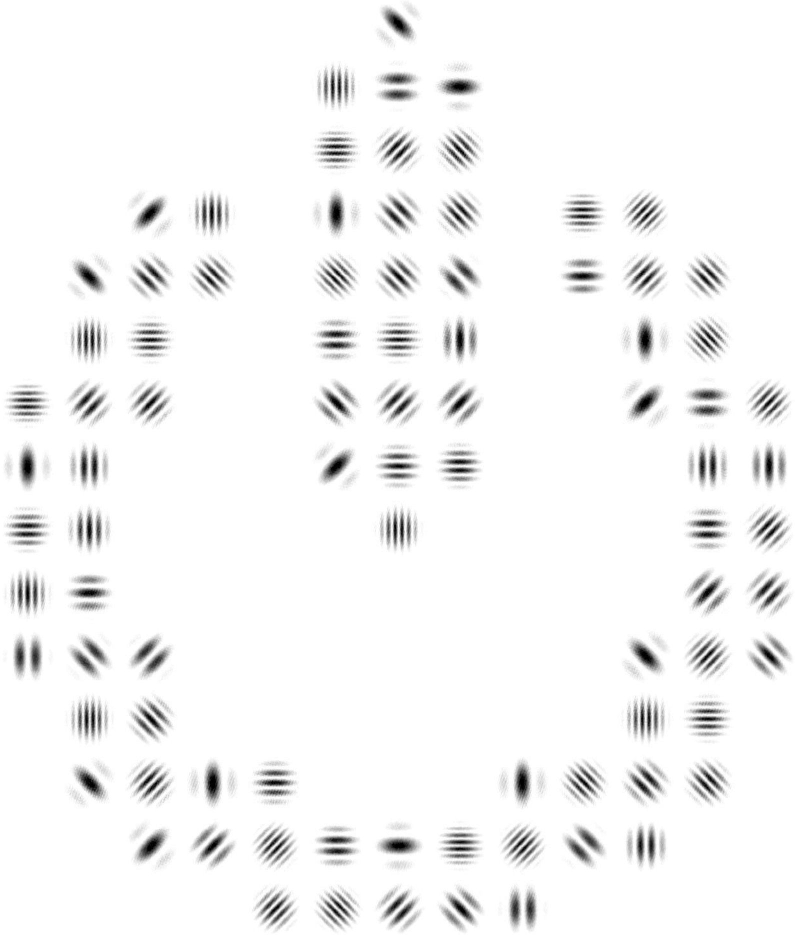

▶答えはP.89

電源

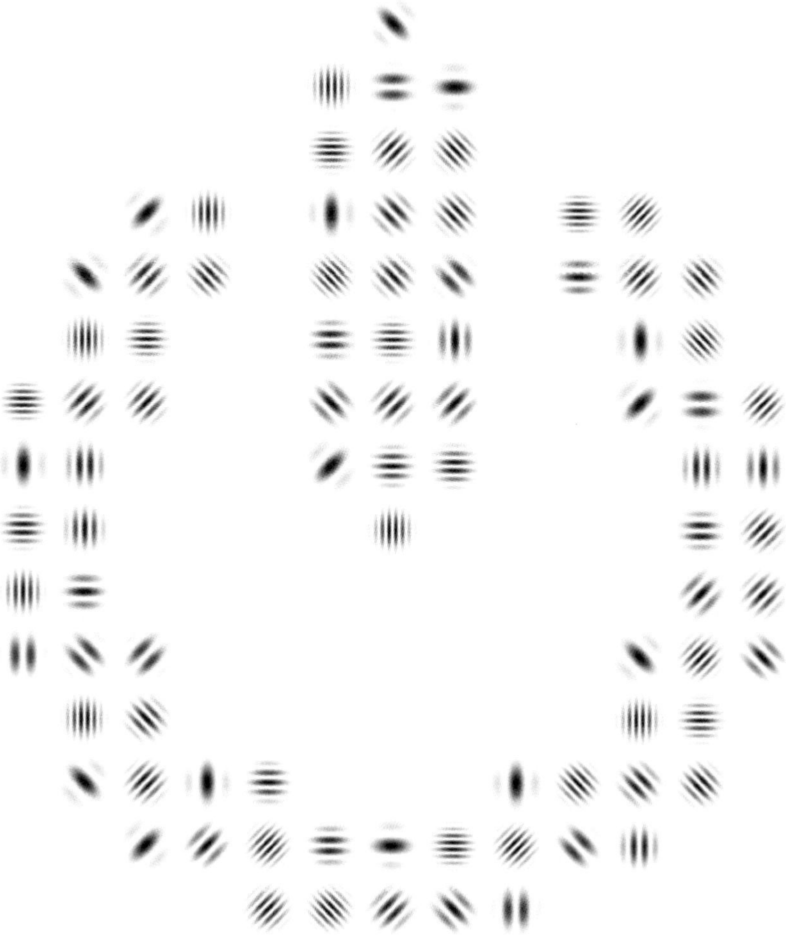

COLUMN 1　平松先生の豆知識
目の「キラキラ」で健康状態がわかる！

マンガやイラストなどで「この人物がいかに魅力的か」を伝えたいとき、目に星のようなキラキラを描き込むことがありますよね。

目が輝いている状態は、医学的に見ても理想的です。加齢による目の乾きや緑内障、白内障など、何かしら目に問題があるとき、目は輝かないのです。

■ 理想は、赤ちゃんのように輝く目

目の表面は、涙の層で常に覆われています。その層が正常に機能することで、目に入った汚れを外へ流したり、乾燥を防いだりするわけです。また、目の表面に凸凹がなく、鏡面のようにつるんとした状態だと、光をよりきれいに反射できます。反対に、目の表面が傷ついていたり、目が乾燥していたりすると、うまく光を反射できず輝きは失われます。

よく「赤ちゃんの目はキラキラしている」といいますが、これは本当です。加齢や疲労の影響を受けていない赤ちゃんの目は、光を反射しやすいのです。目の健康を保って、魅力的な「キラキラ」の目を手に入れましょう。

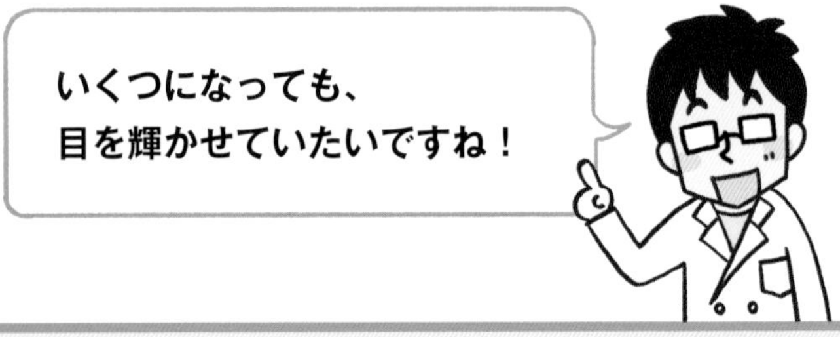
いくつになっても、
目を輝かせていたいですね！

Part 2

「ガボール・アイ」4週間チャレンジ

（8日目～14日目）

まちがいを９つ見つけてください。
マーク以外の場所にも、まちがいがあるかも……！

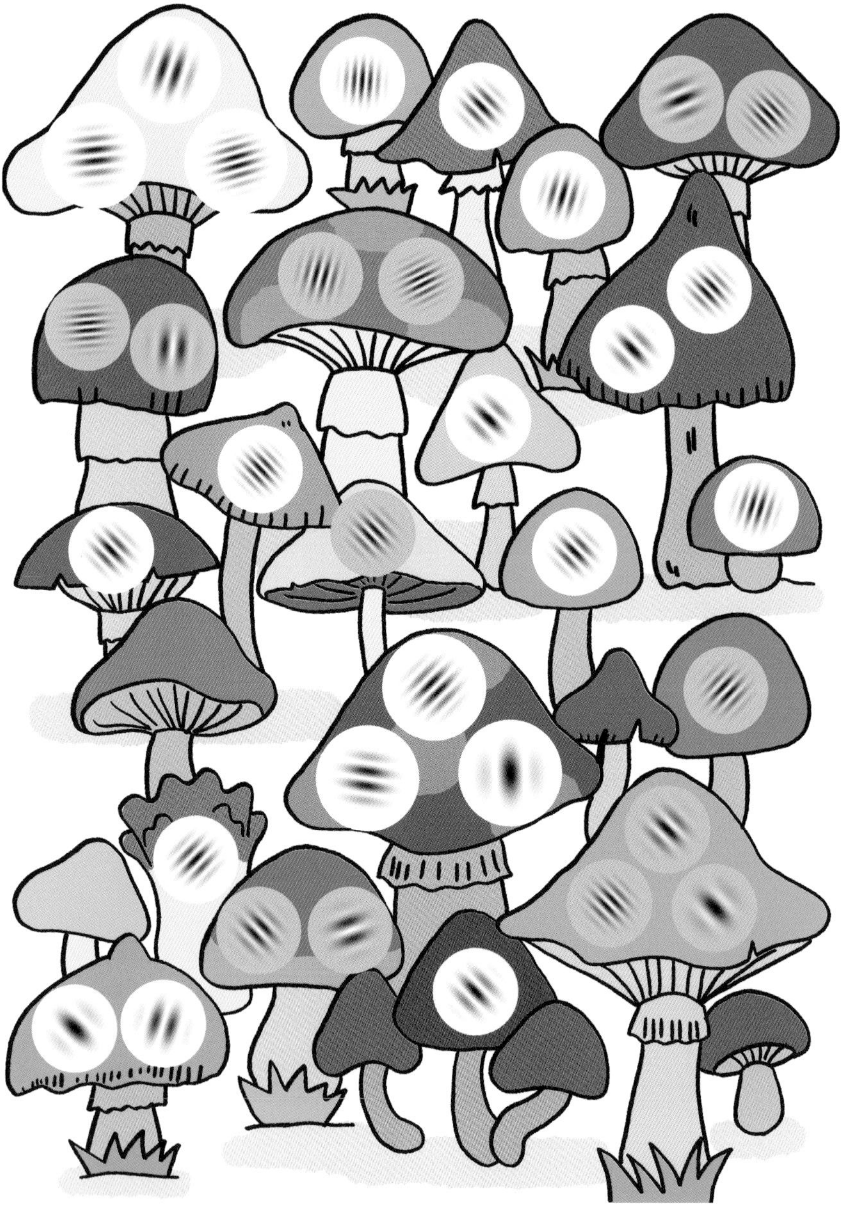

▶答えはP.89

キノコ大集合

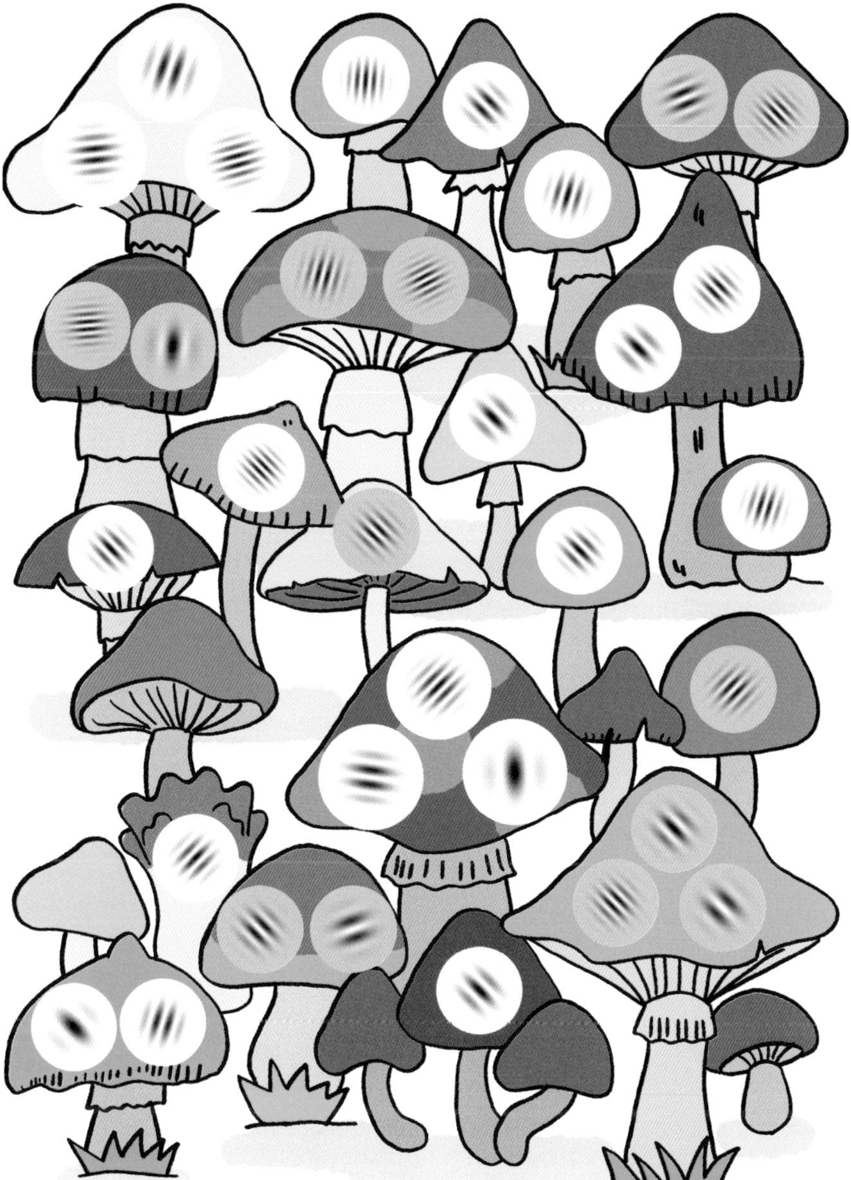

左右のマークが異なる方向にだけ進める迷路です。
から入って、まで進んでください。

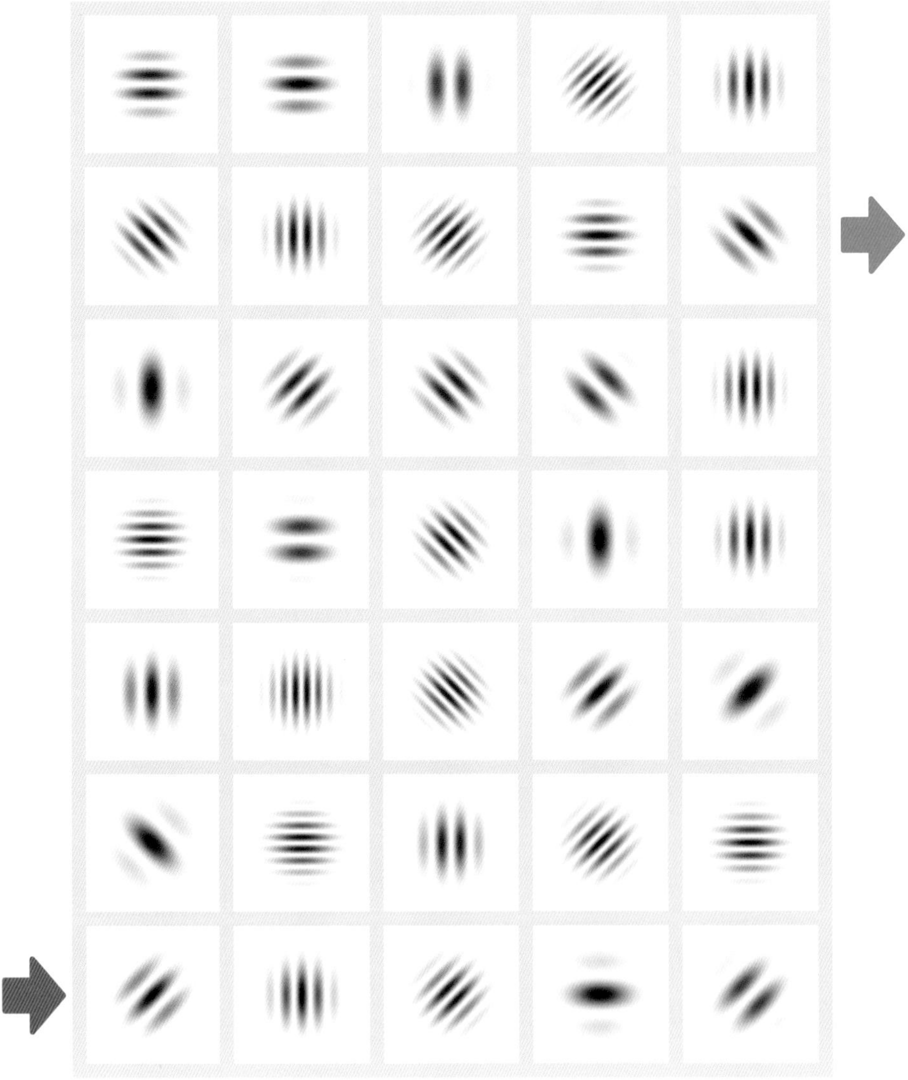

▶答えはP.90

通路ミッケ迷路

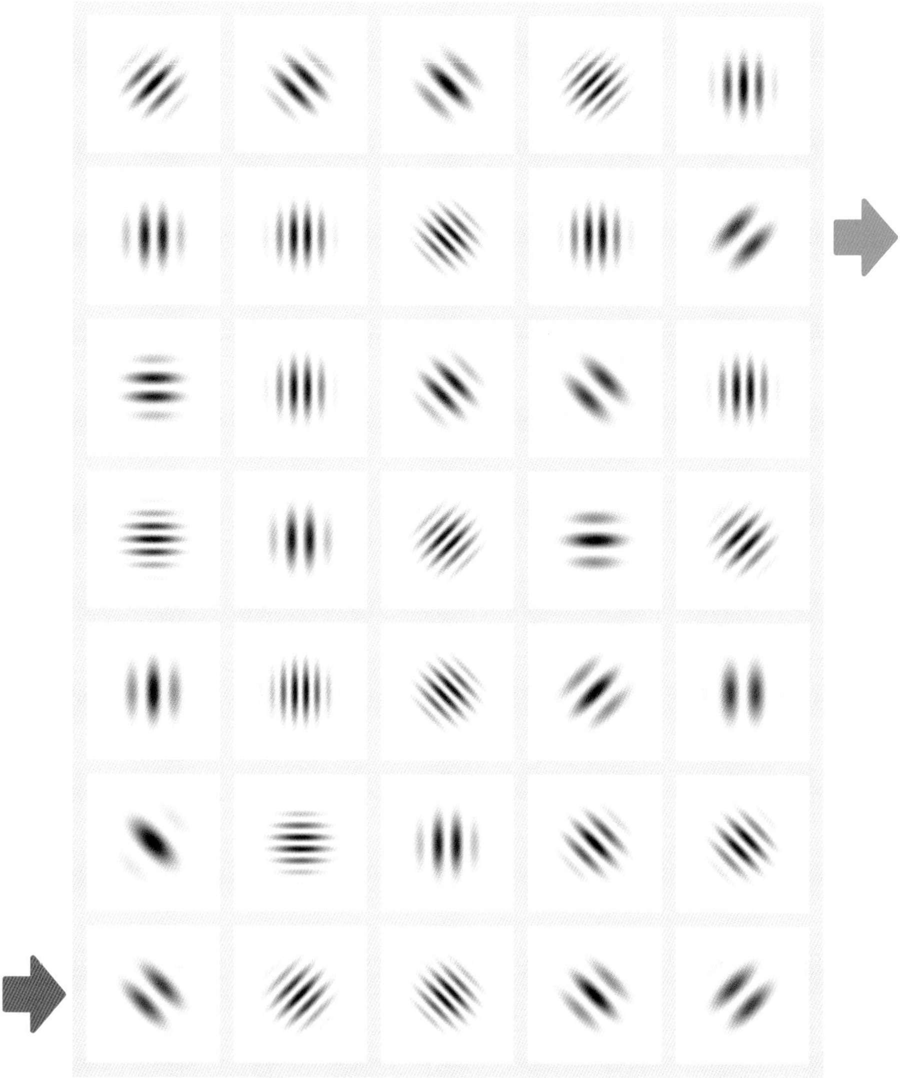

まちがいを２つ見つけてください。

マークの方向や種類のちがいに気をつけましょう。

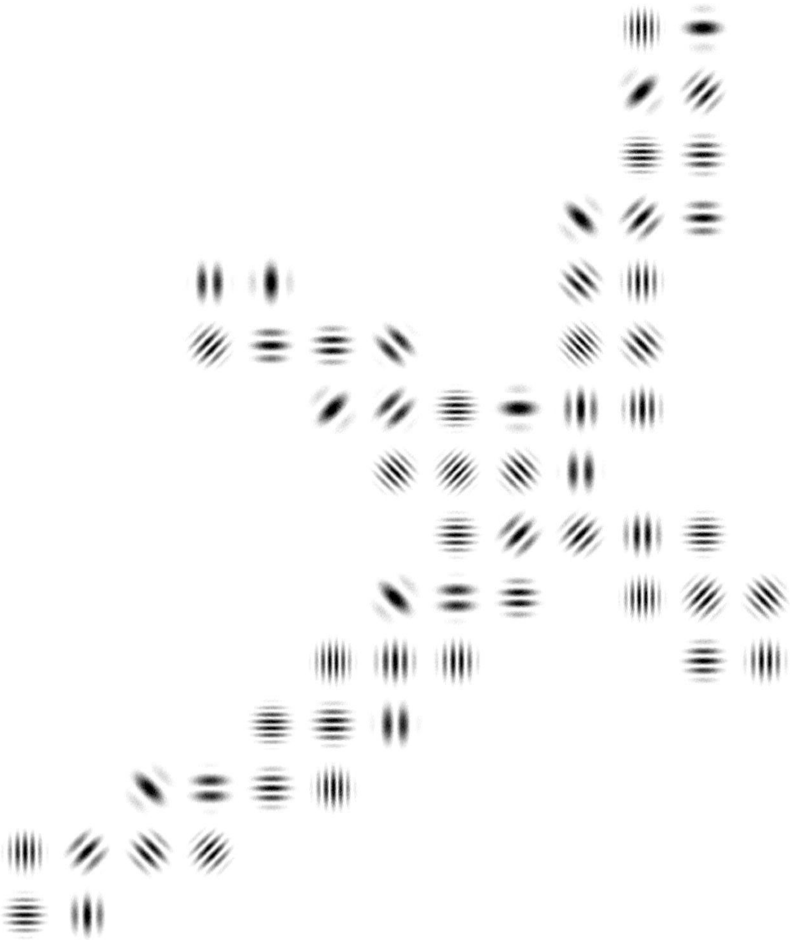

▶答えはP.90

10日目

カタカナの「メ」

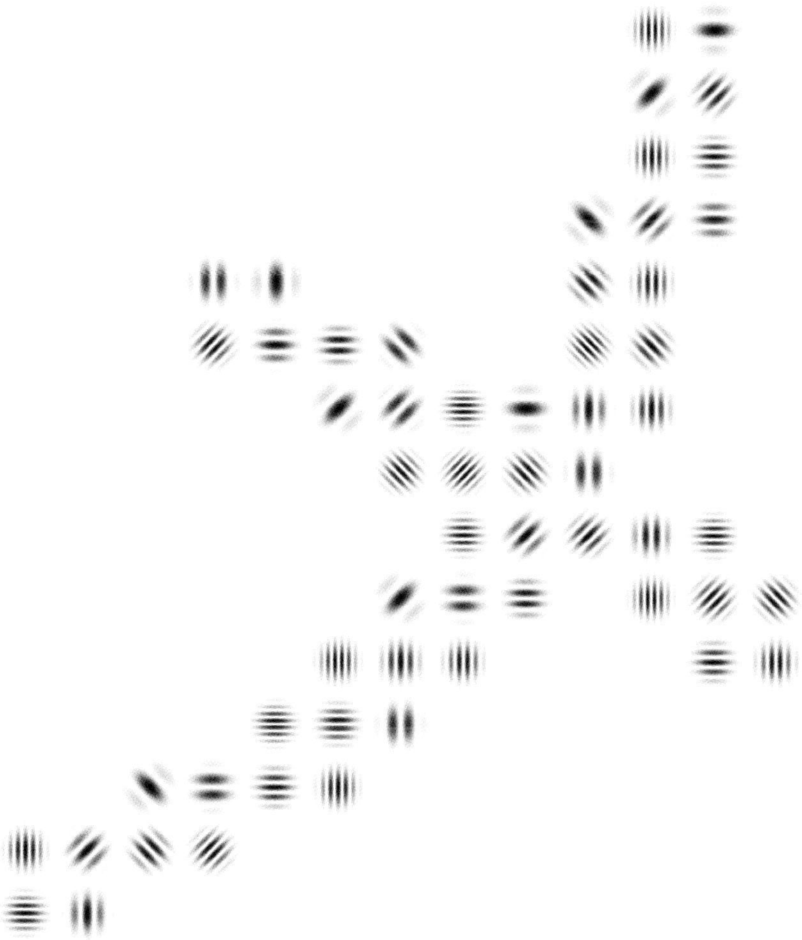

まちがいを 10 個見つけてください。
マーク以外の場所にも、まちがいがあるかも……！

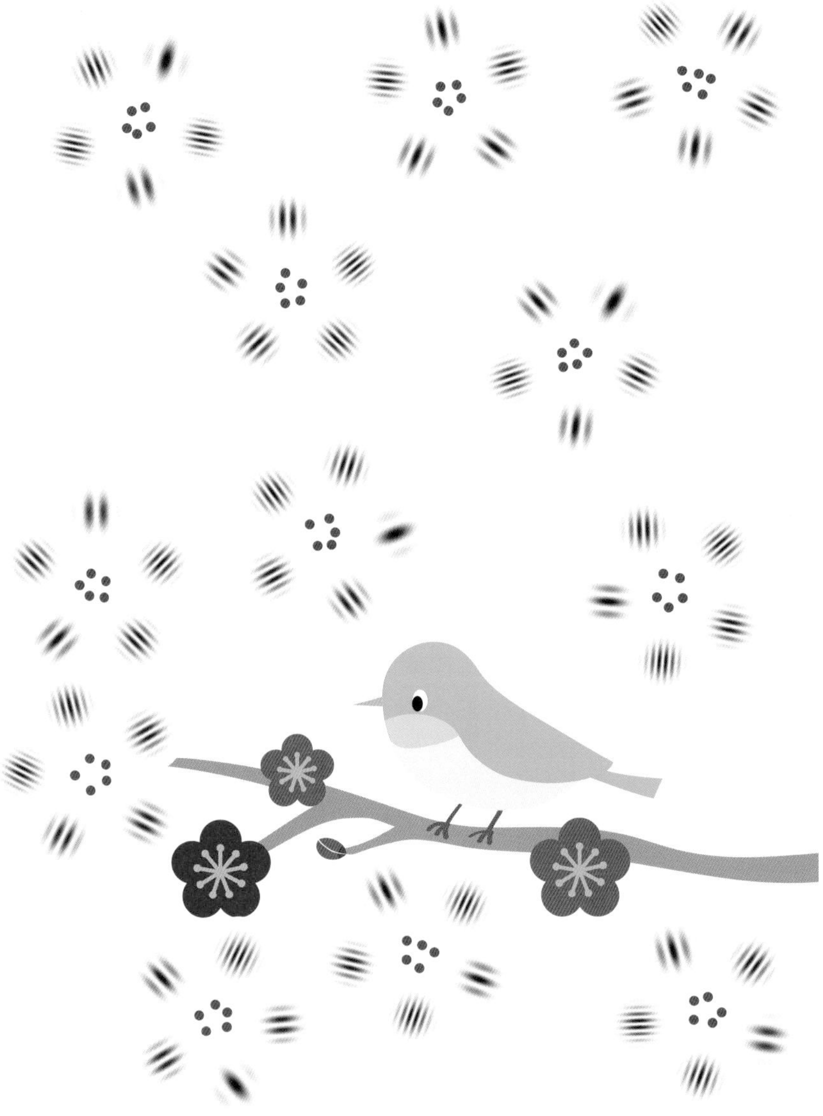

▶答えは P.90

ウグイスと梅

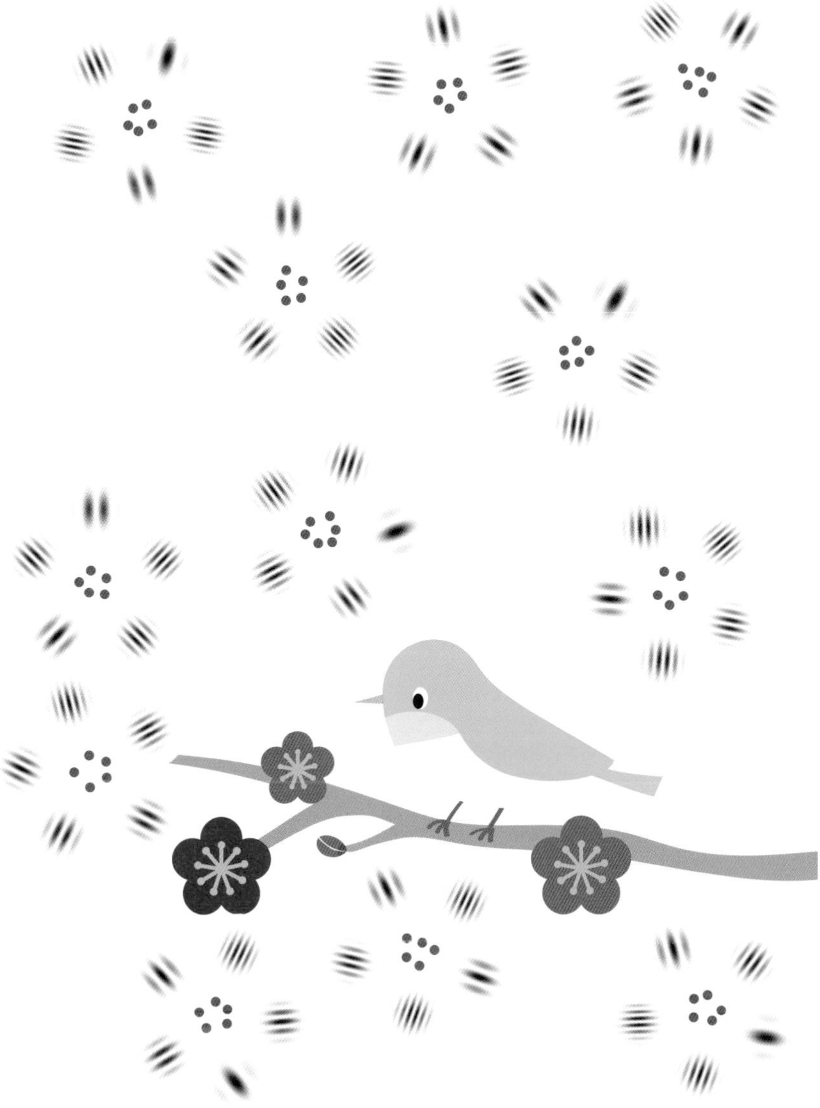

左右のマークが異なる方向にだけ進める迷路です。
から入って、 まで進んでください。

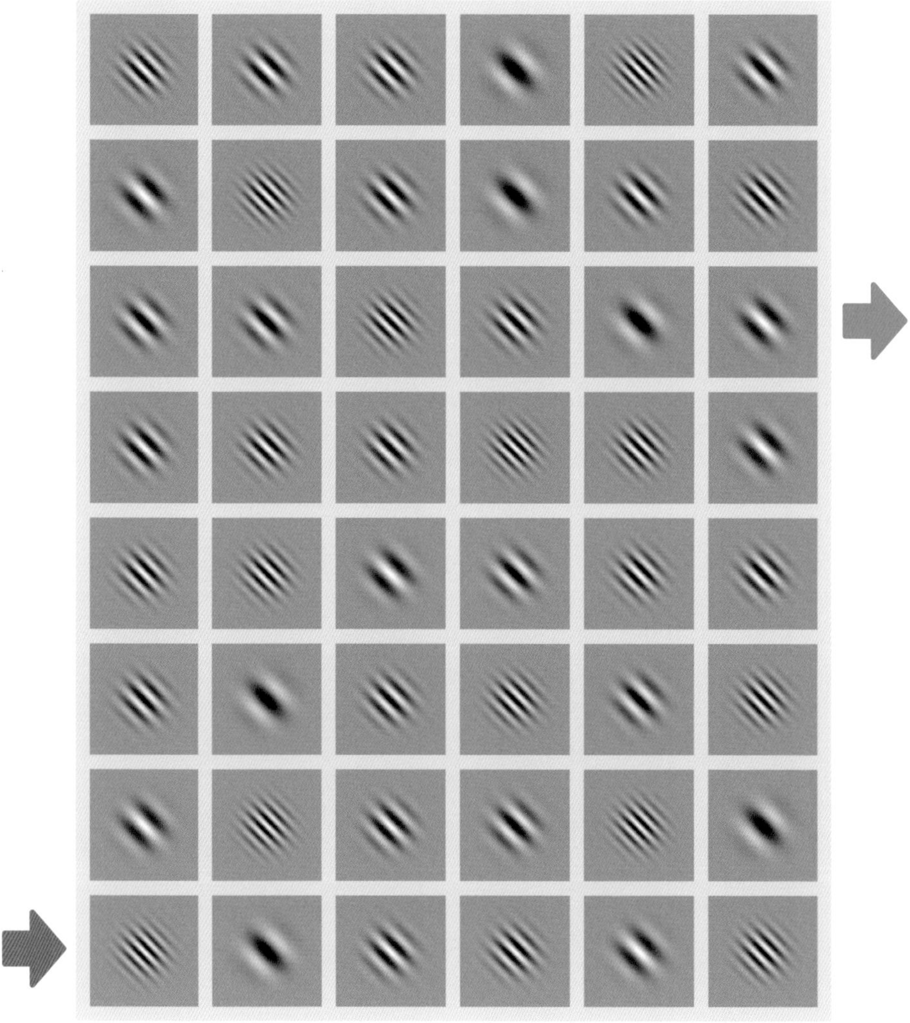

▶答えはP.90

通路ミッケ迷路

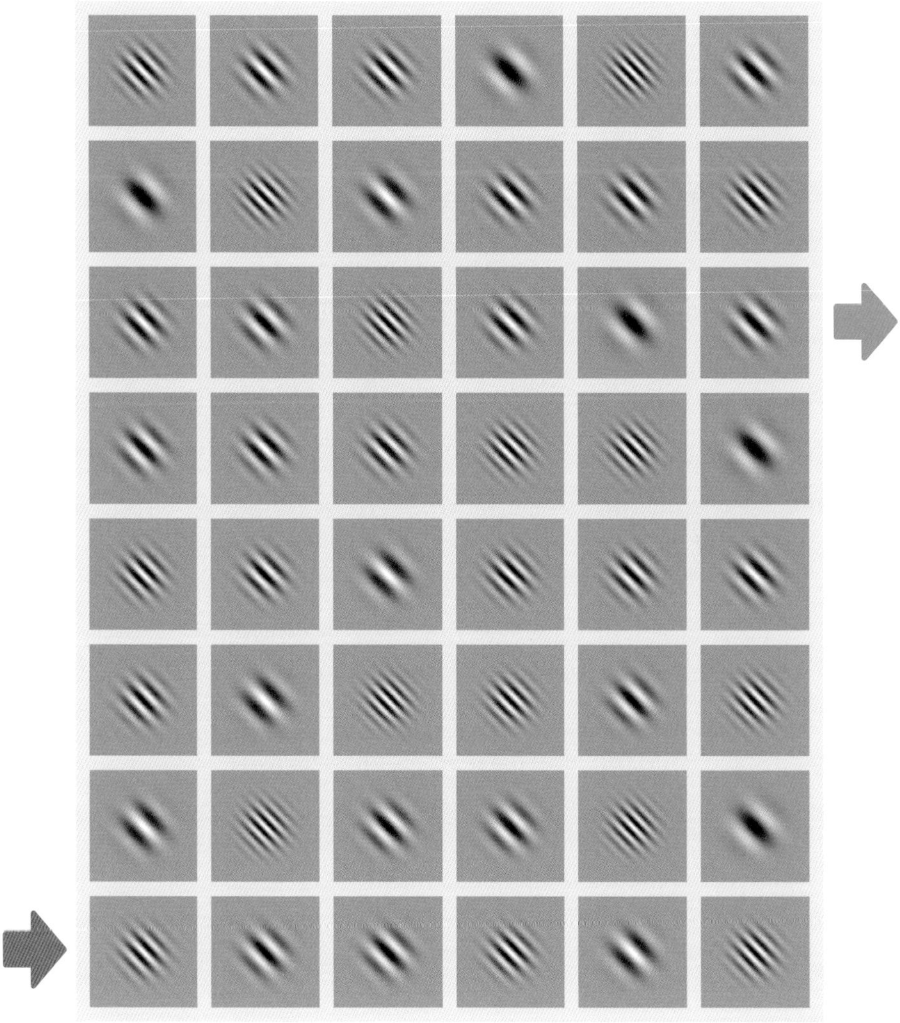

まちがいを２つ見つけてください。
マークの方向や種類のちがいに気をつけましょう。

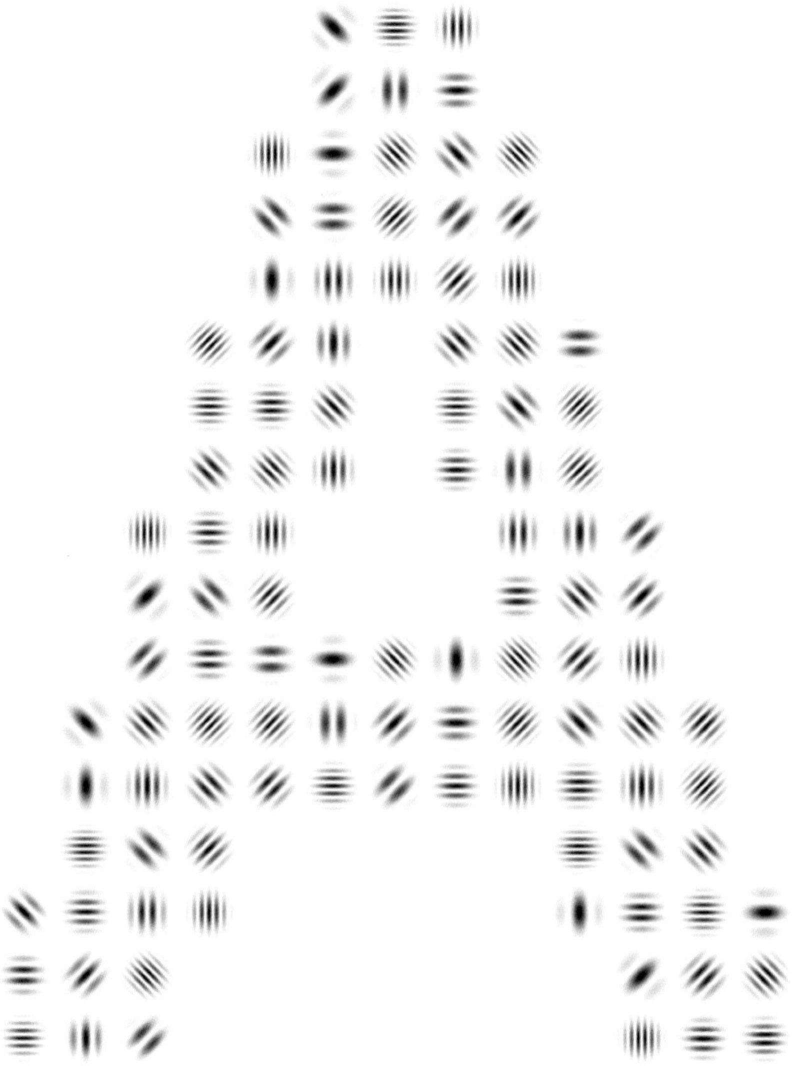

▶答えはP.91

アルファベットの「A」

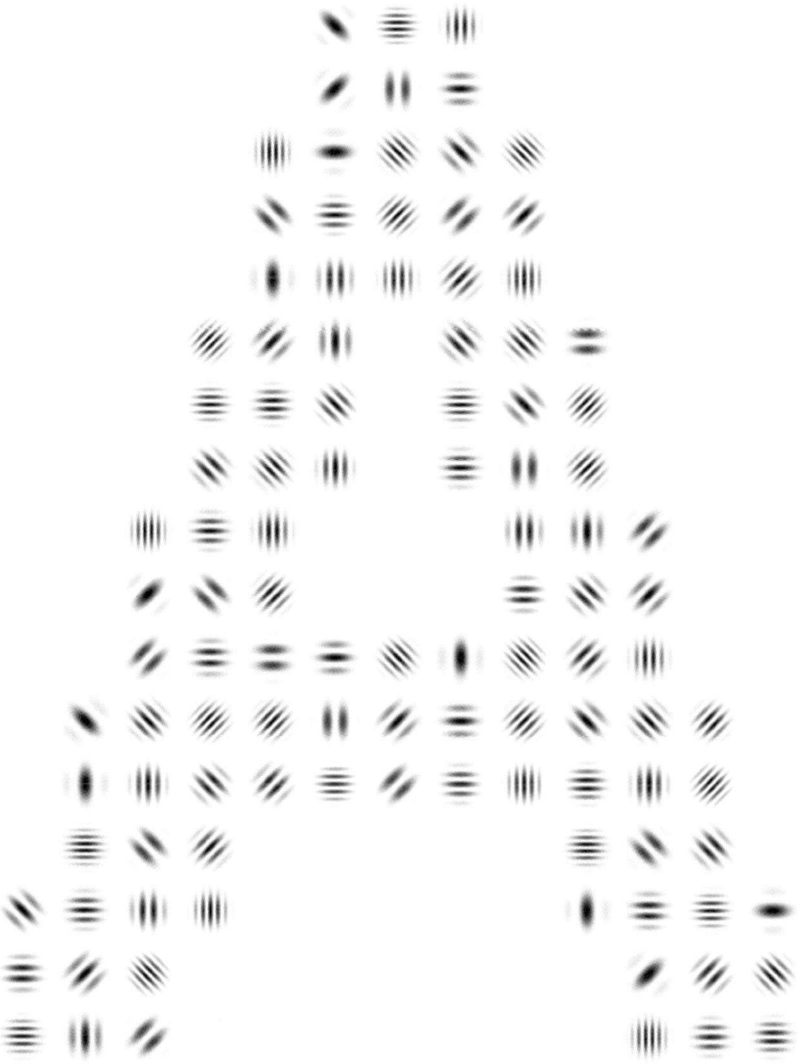

まちがいを９つ見つけてください。
マーク以外の場所にも、まちがいがあるかも……！

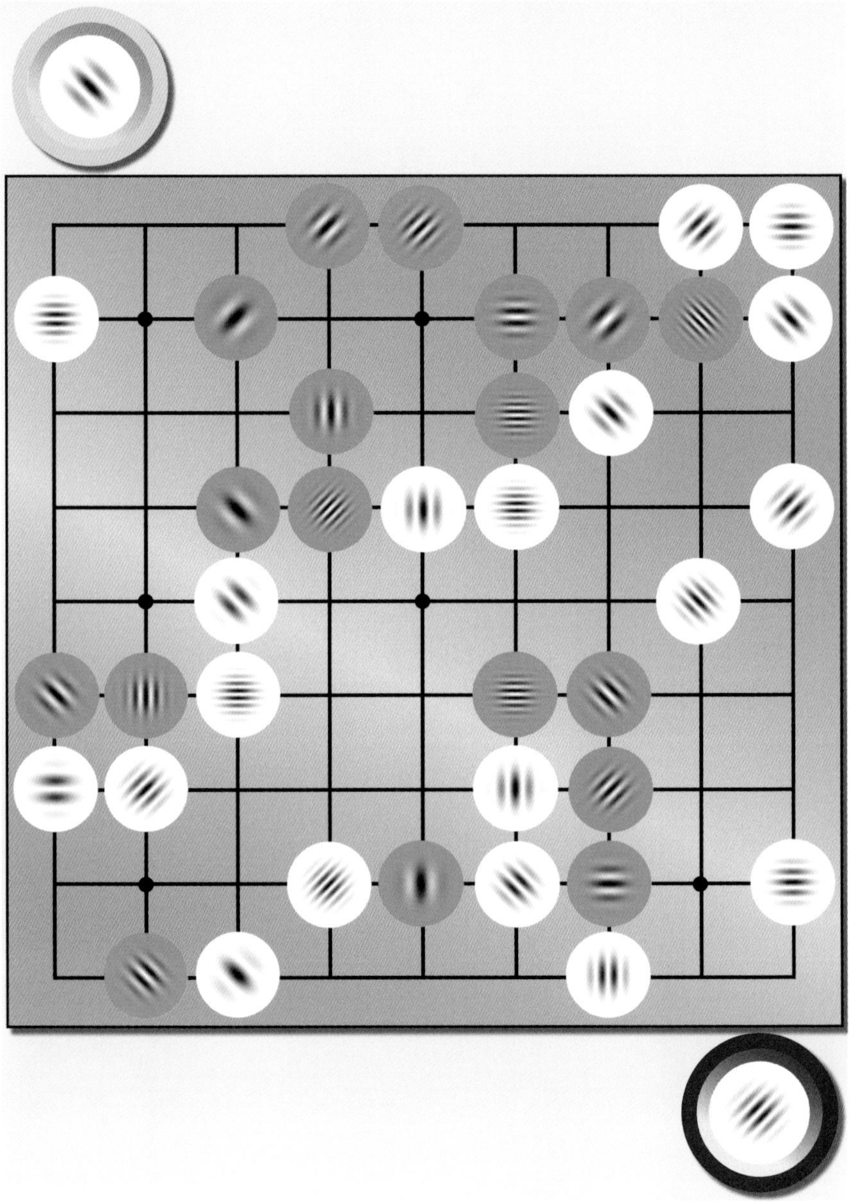

▶答えはP.91

囲碁

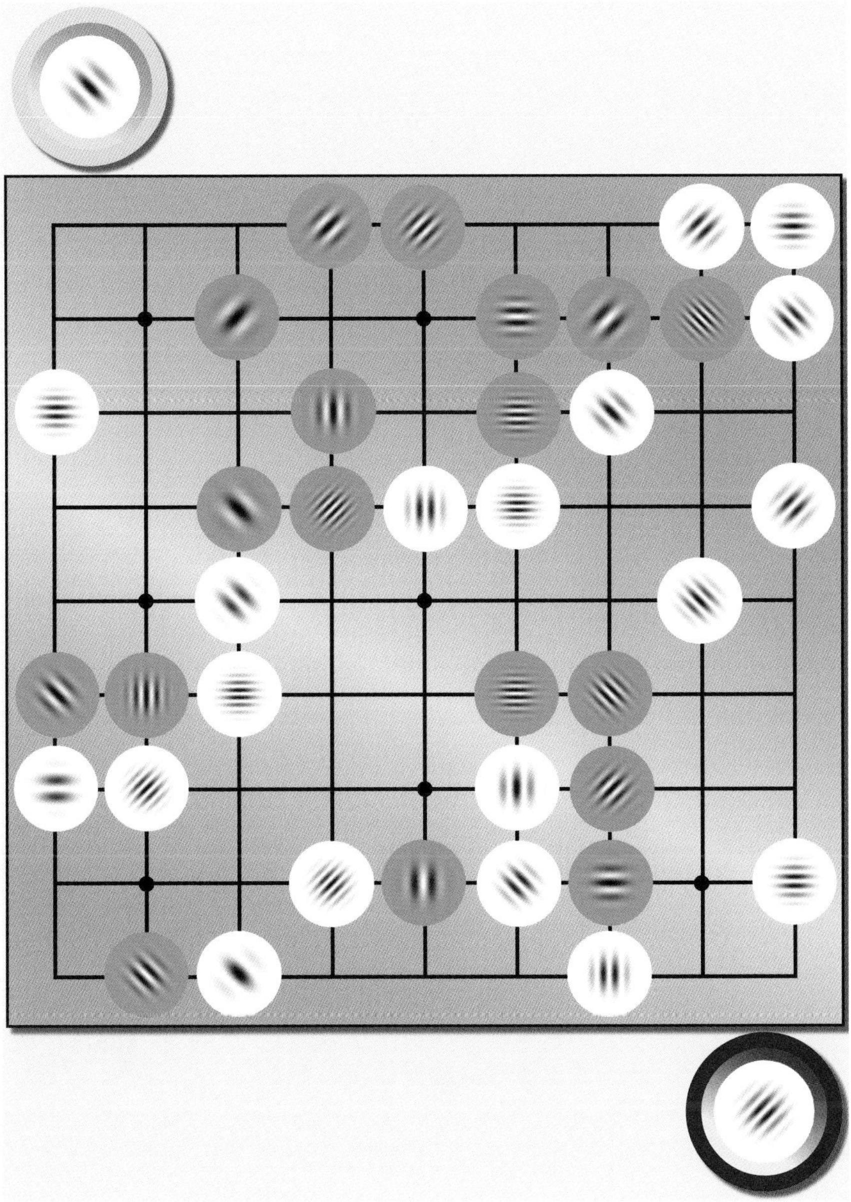

COLUMN 2 平松先生の豆知識

よく似ている「疲れ目」と「眼精疲労」

「疲れ目」は寝れば治るが、「眼精疲労」は寝ても治らない！

目の不快感（目の疲れや痛み）に気づいたとき、一晩寝て、その不快感がなくなっていたら、それは「疲れ目」です。しかし寝ても不快感が残っていたら「眼精疲労」かもしれません。

眼精疲労は目の疲れや痛みだけに留まらず、頭痛や肩こり、だるさなど、さまざまな体の不調を引き起こします。また目の老化を加速させて、認知症の発症リスクを高める恐れもあります。

「疲労」という言葉がついているせいで「深刻な病気ではない」と軽視されがちですが、実は重大なリスクをはらむ症状なのです。

この「ガボール・アイ」は、眼精疲労にも効果があります。ぜひ習慣化してください。

■片頭痛の症状とよく似ている「眼精疲労」

「目の奥が痛い、頭がツーンとする」

眼精疲労の症状は、片頭痛とよく似ている場合があります。頭痛薬を使っても治らなかったり、寝ても治らなかったりする場合は、眼精疲労が原因かもしれません。目の負担を取り除かない限り、根本解決にはなりませんし、眼精疲労を引き起こすような生活を続けていると、失明という最悪の事態を招きかねません。

眼精疲労の原因は、自分で取り除ける場合がほとんどです。目の健康を守るため、メガネやコンタクトレンズの度数、スマホやパソコンの使用時間をもう一度見直してみましょう。

眼精疲労は万病のもと！
ゼッタイに放置しないで！

Part 3

「ガボール・アイ」4週間チャレンジ

（15日目～21日目）

左右のマークが異なる方向にだけ進める迷路です。
から入って、まで進んでください。

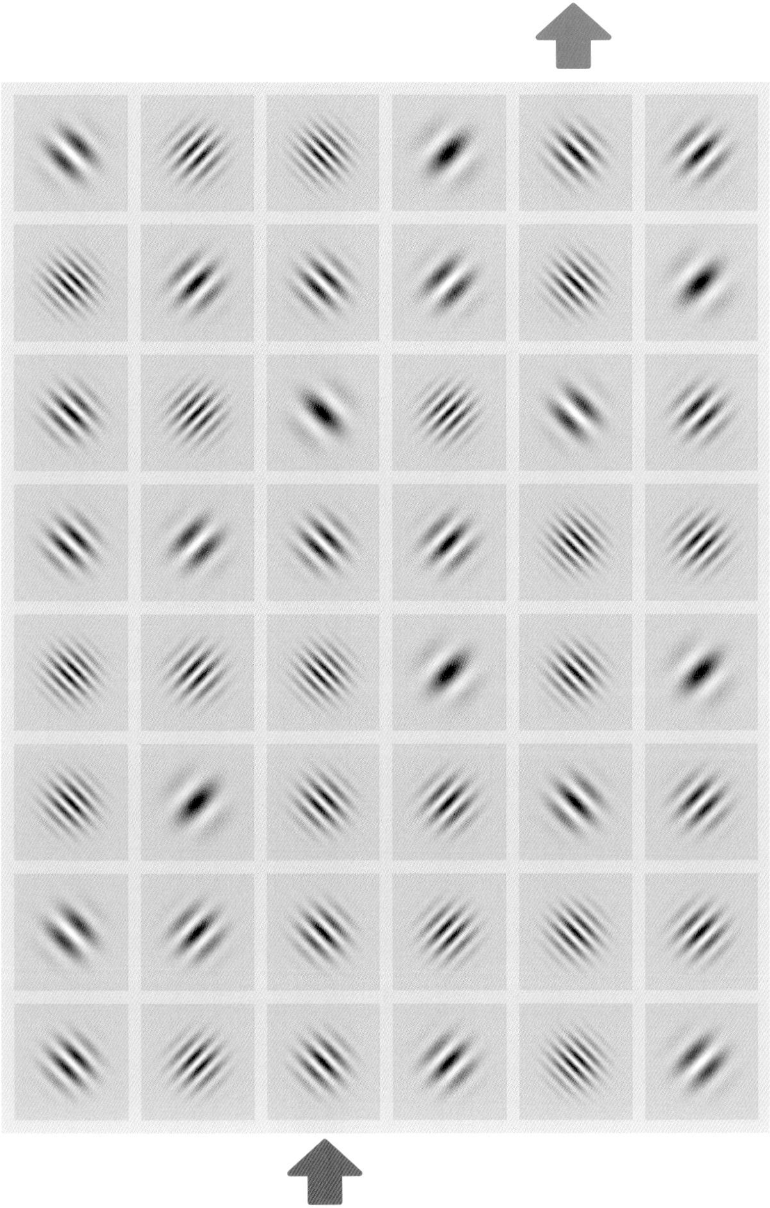

▶答えはP.91

通路ミッケ迷路

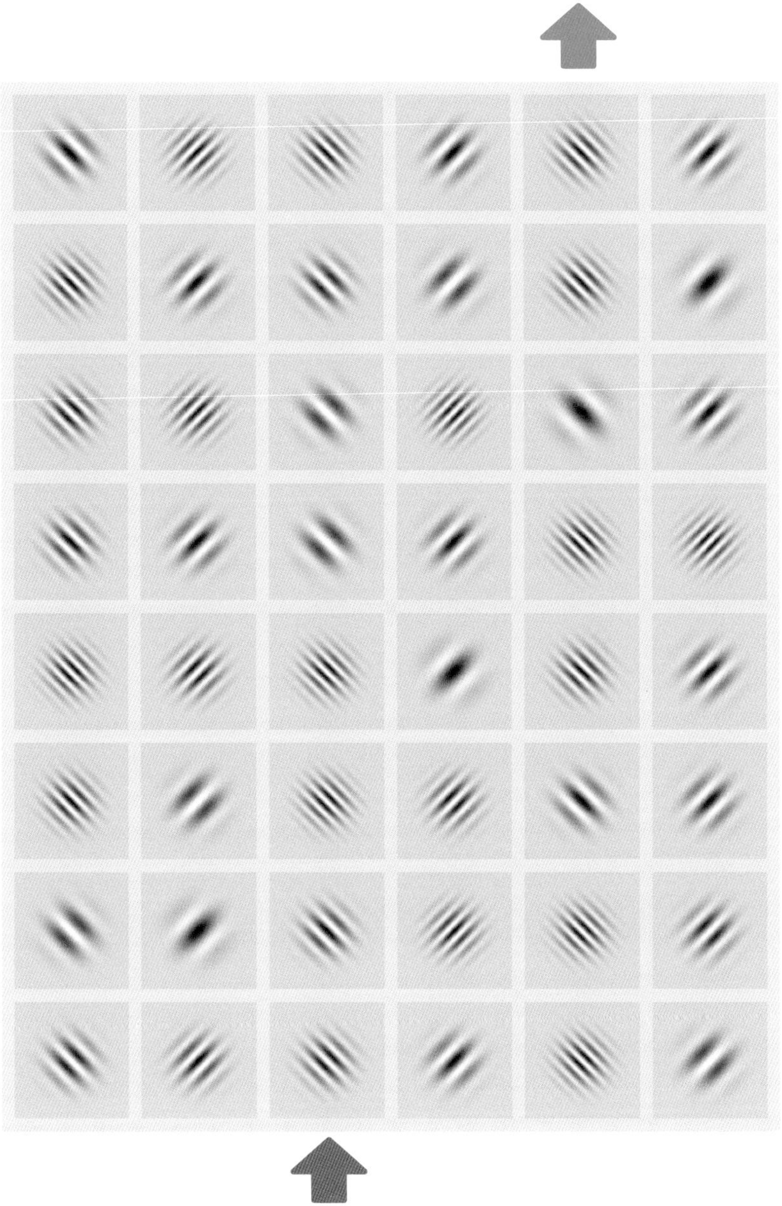

まちがいを３つ見つけてください。
マークの方向や種類のちがいに気をつけましょう。

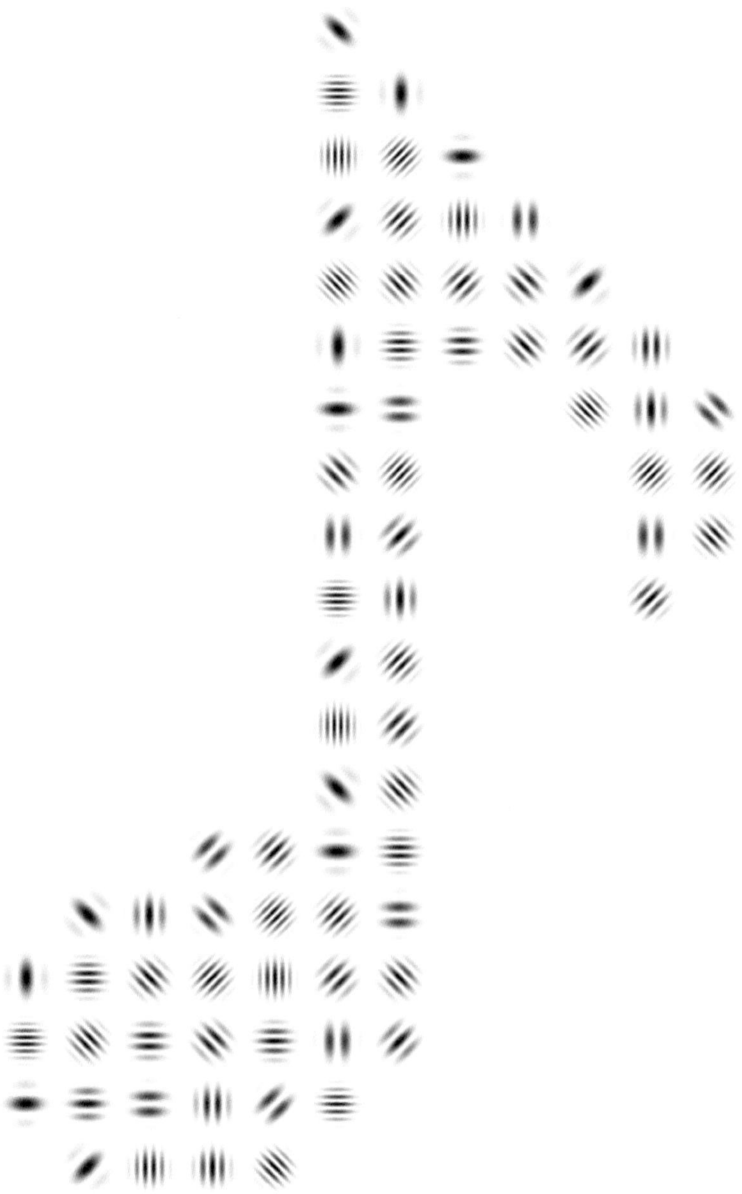

▶答えはP.91

音符

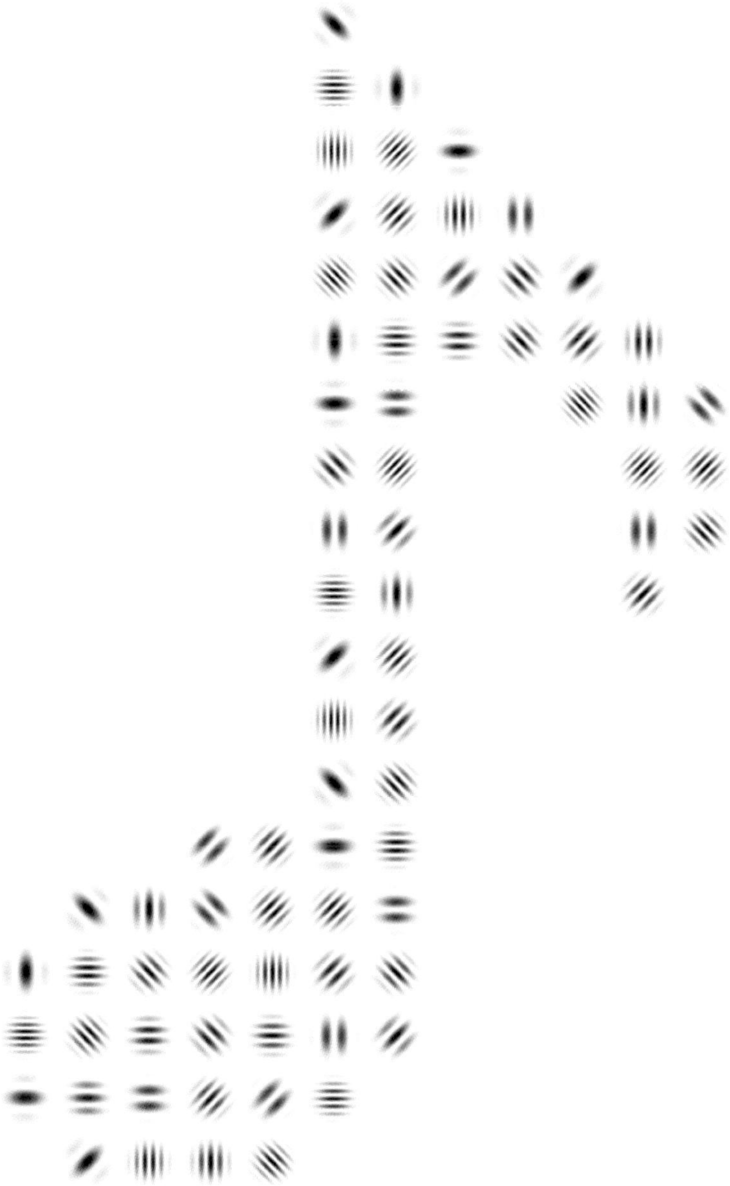

まちがいを８つ見つけてください。
マーク以外の場所にも、まちがいがあるかも……！

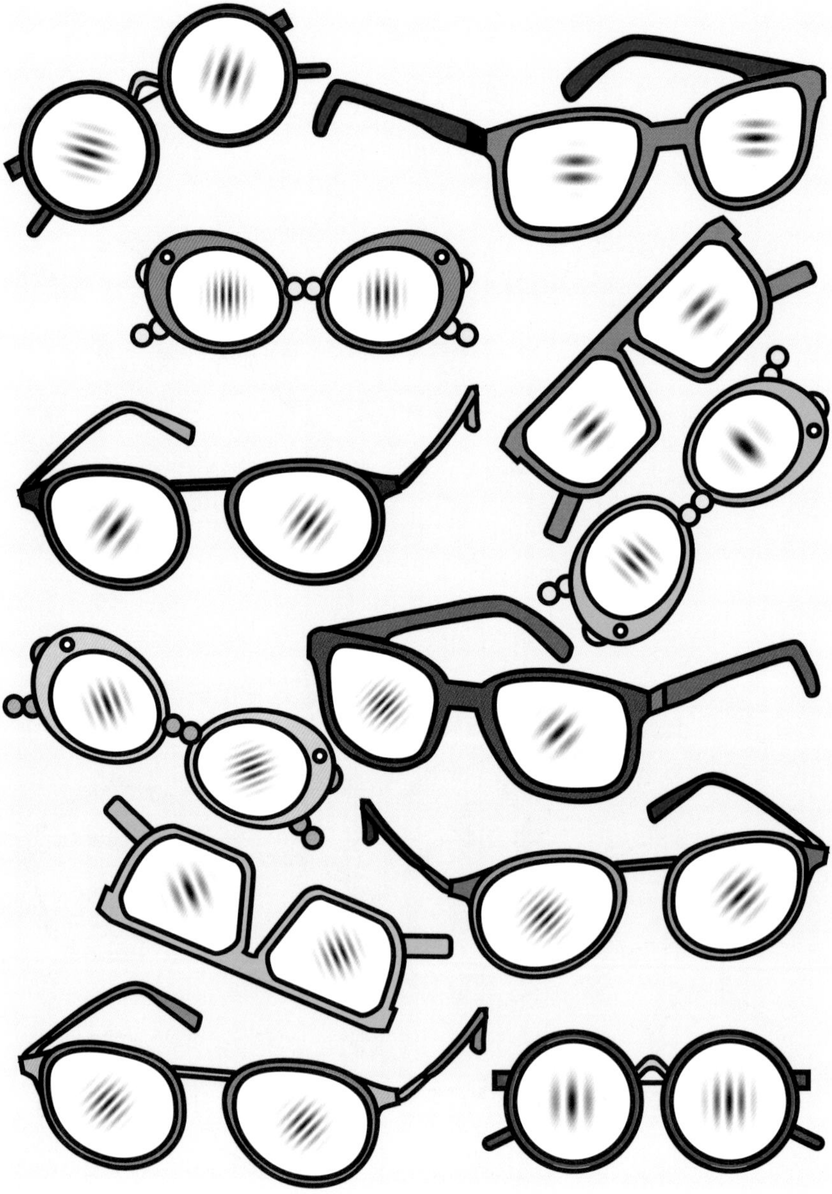

▶答えはP.92

カラフルなメガネ

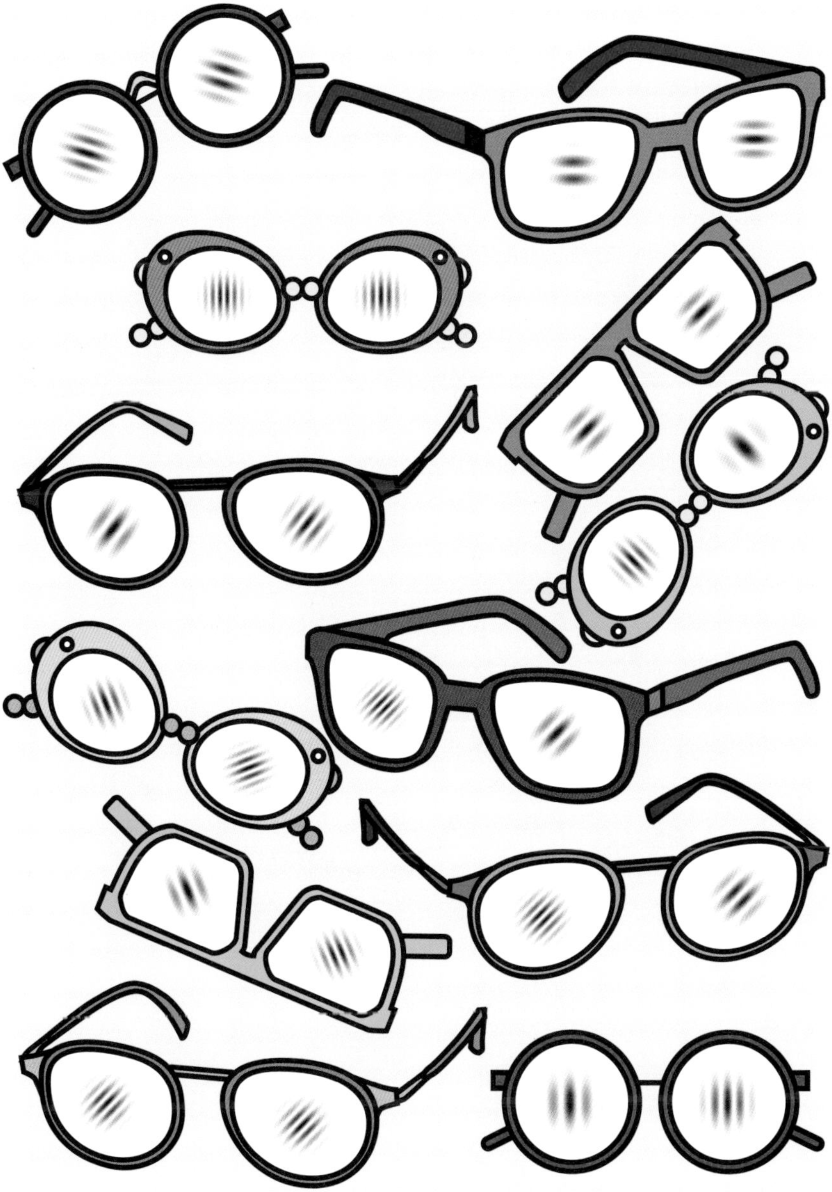

左右のマークが異なる方向にだけ進める迷路です。
から入って、まで進んでください。

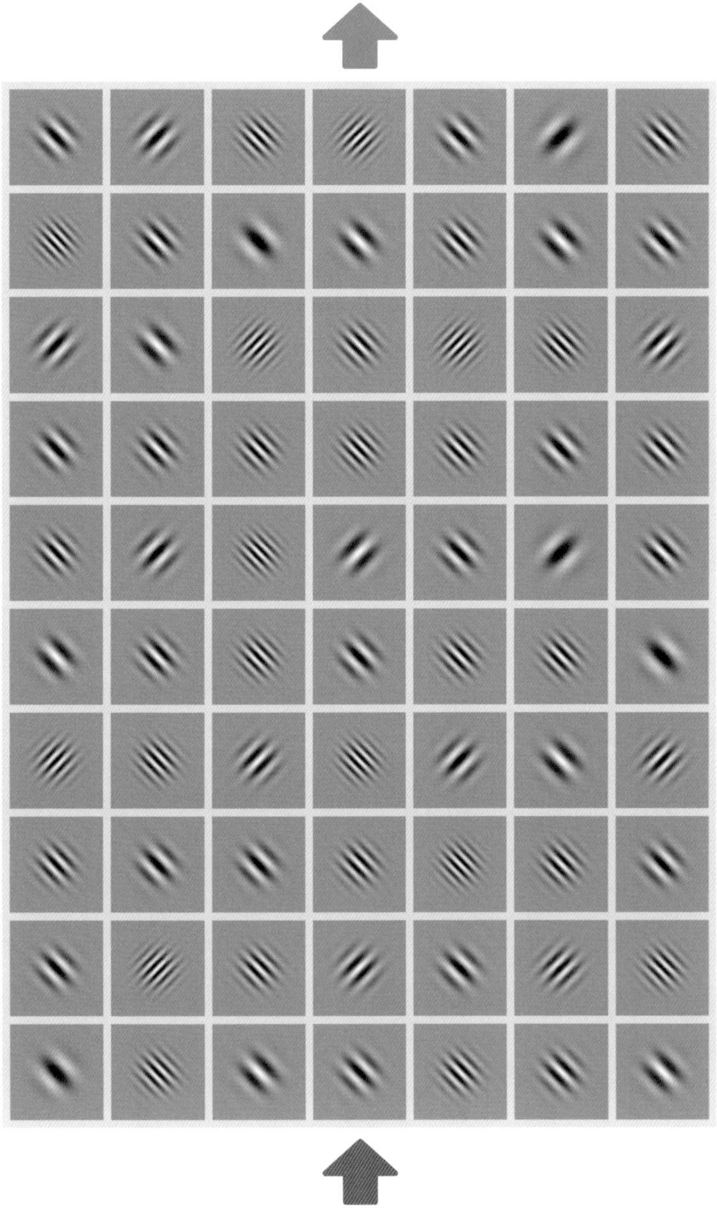

▶答えはP.92

通路ミッケ迷路

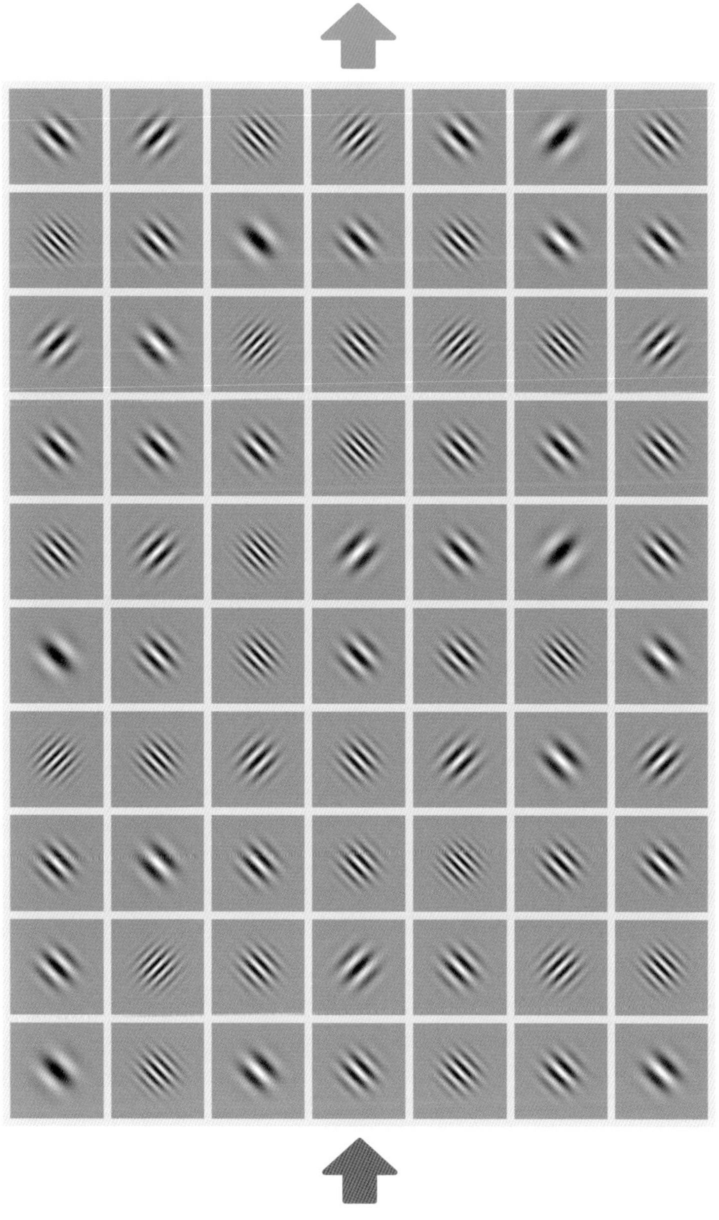

まちがいを３つ見つけてください。
マークの方向や種類のちがいに気をつけましょう。

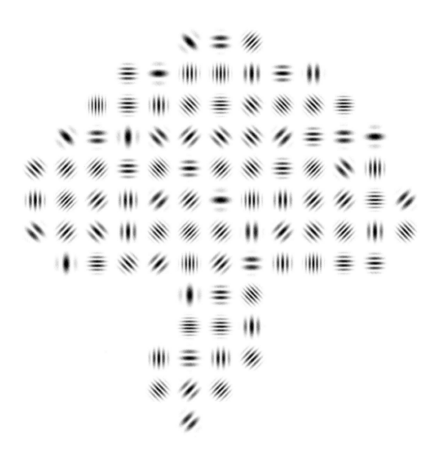

▶答えはP.92

しいたけ

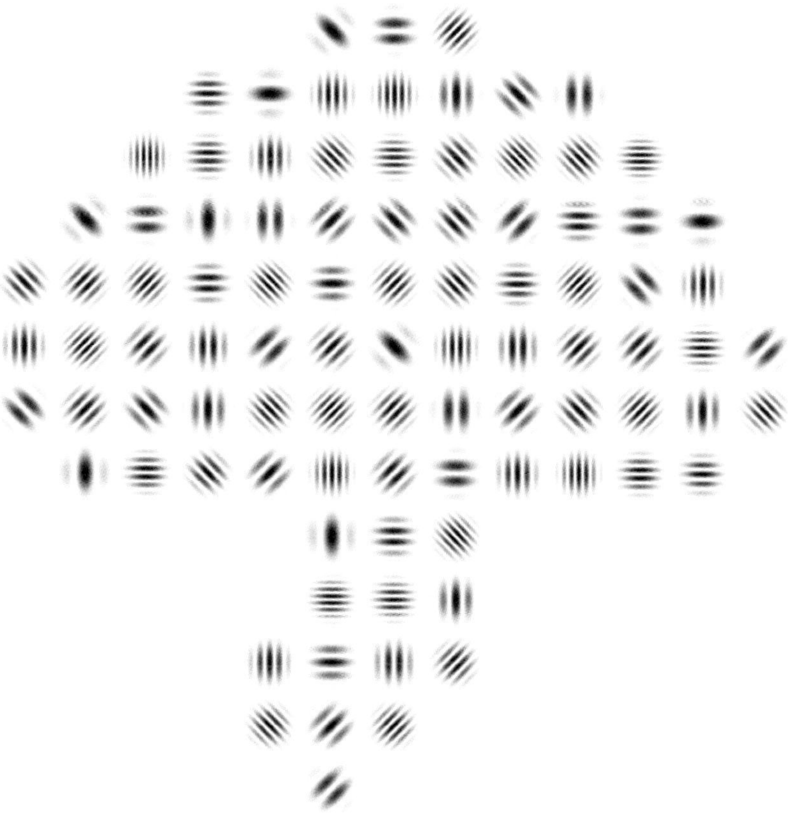

まちがいを８つ見つけてください。
マーク以外の場所にも、まちがいがあるかも……！

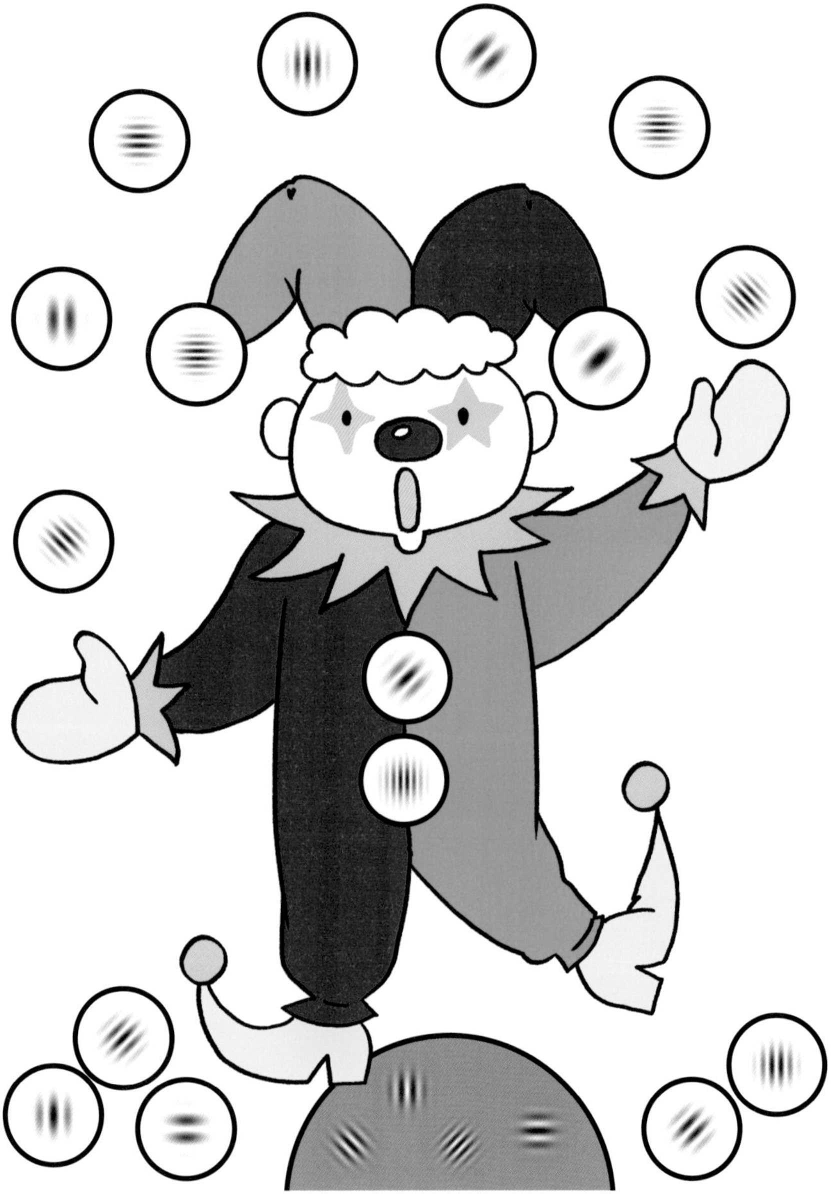

▶答えはP.92

玉乗りピエロ

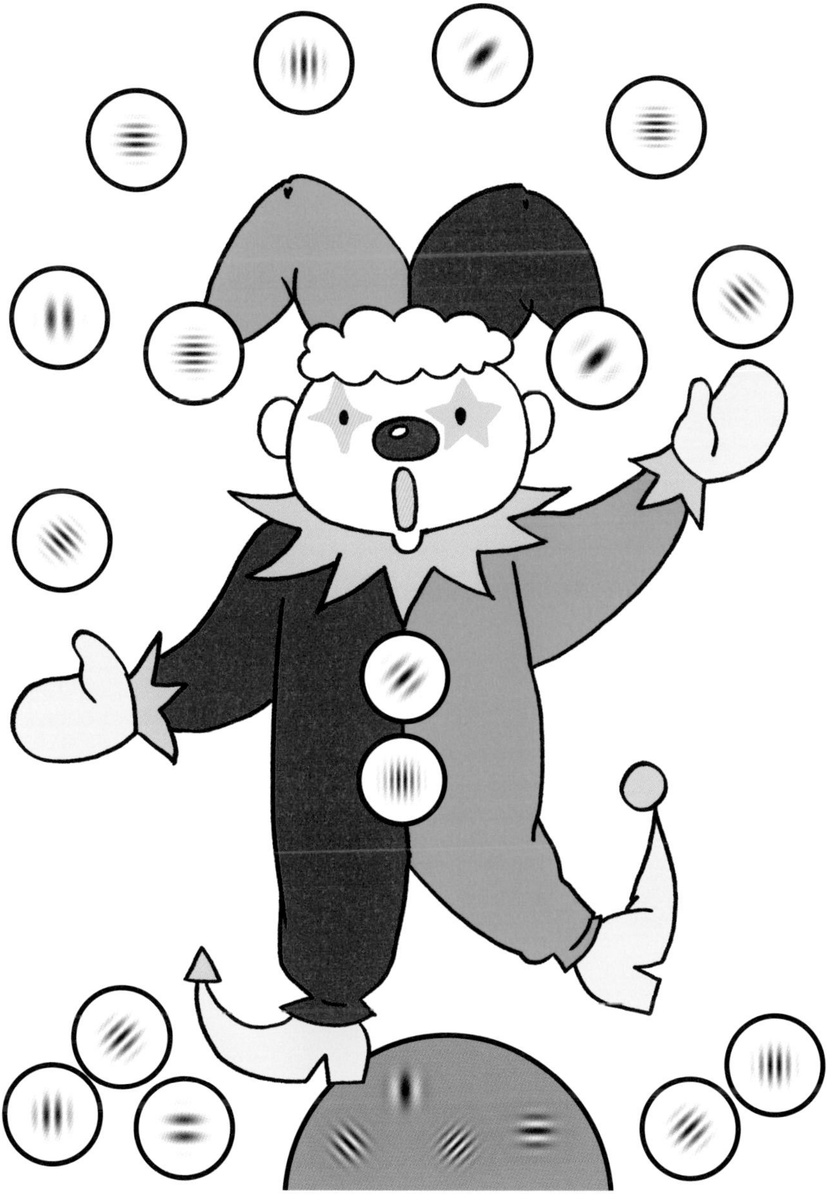

左右のマークが異なる方向にだけ進める迷路です。
➡から入って、⬅まで進んでください。

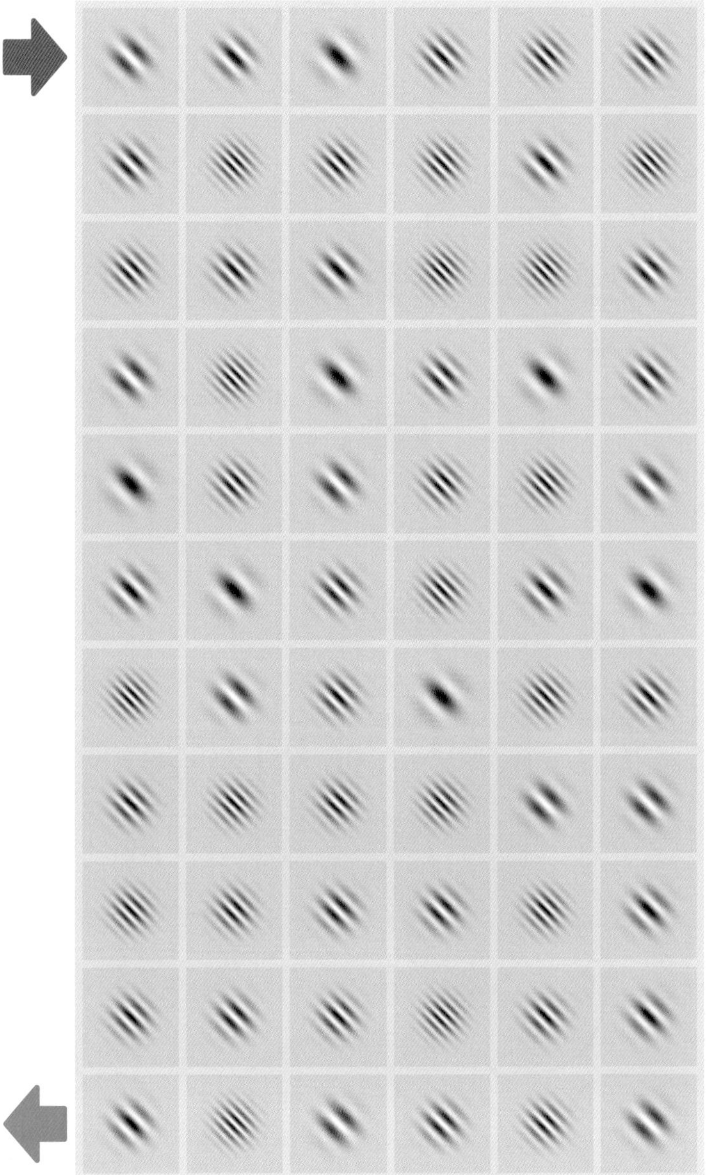

▶答えはP.93

通路ミッケ迷路

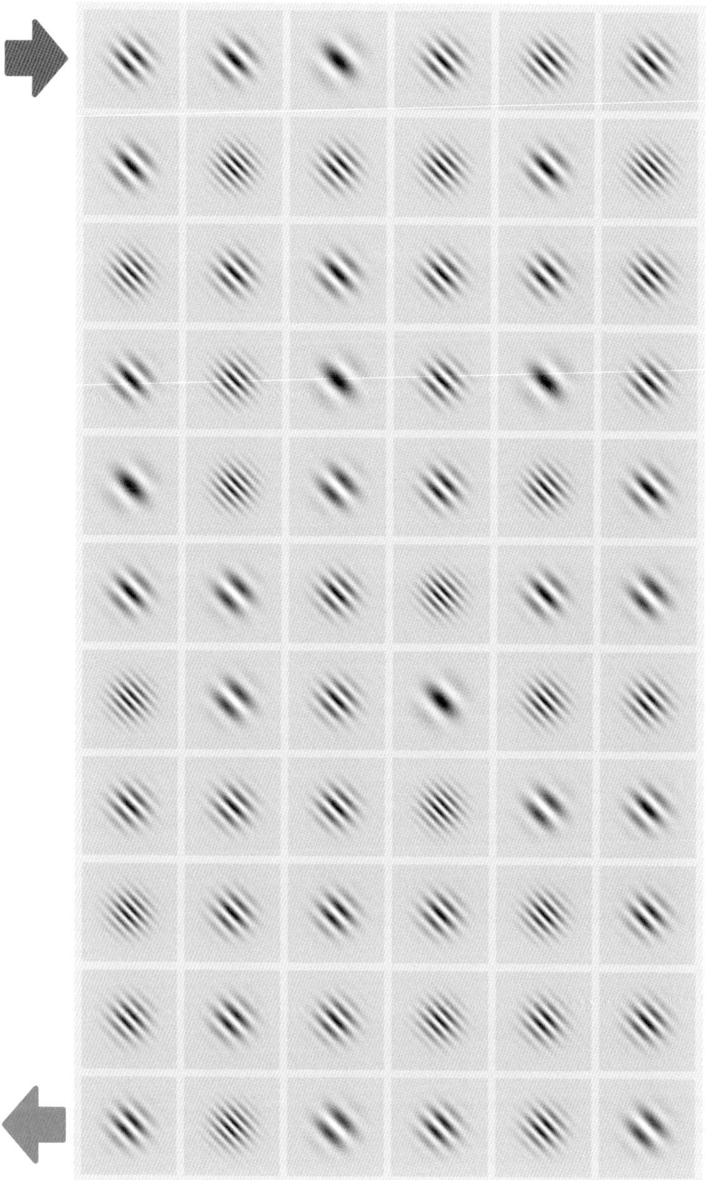

COLUMN 3 平松先生の豆知識

裸眼視力は刻一刻と変化する！

元気なとき、疲れているときで見え方が違うわけ

視力には２種類あります。メガネやコンタクトレンズを装用したときの「矯正視力」と、装用しないときの「裸眼視力」です。

気をつけたいのは、裸眼視力。裸眼視力は、目の疲れ方によって変動することがあります。日によってはもちろん、朝と夕方、週明けと週末でも変わることがあります。ですから、巻末付録で裸眼視力をチェックするとき、その結果に一喜一憂しないでください。視力がよく出ていないように感じても「目が悪くなった」とは限らないからです。「目の疲れが原因でピントを合わせる力が一時的に落ちた」ということも考えられます。

たとえば、「長時間の運転やパソコン作業の後、さっきまでくっきりと見えていたものが、ぼやけて見えた」という経験はありませんか？　そんなときは、十分な休養をとれば、見え方はいつものように戻ります。

■ 初期の老眼は、ばらつきが大きい

40 代～ 50 代の老眼は、「夕方老眼」「週末老眼」など、時間帯によって症状にばらつきが出やすいです。特に目を酷使した日や週は、視力が著しく悪くなることもありますが、そんなときは、焦らず休養してください。休養せずに目の疲れを蓄積させてしまうと、寝ても治らない「眼精疲労」を引き起こします。

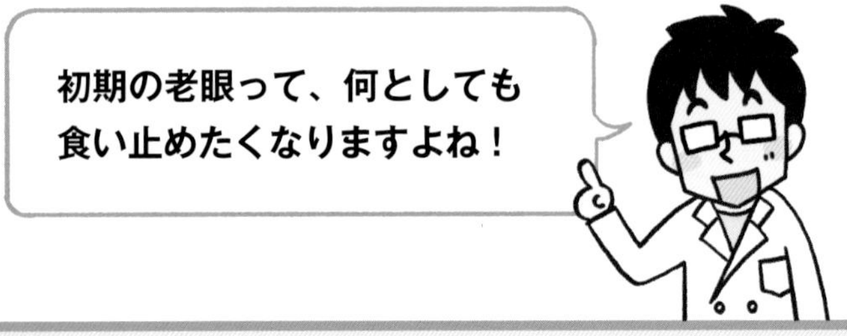
初期の老眼って、何としても
食い止めたくなりますよね！

Part 4

「ガボール・アイ」4週間チャレンジ

（22日目〜28日目）

まちがいを２つ見つけてください。
マークの方向や種類のちがいに気をつけましょう。

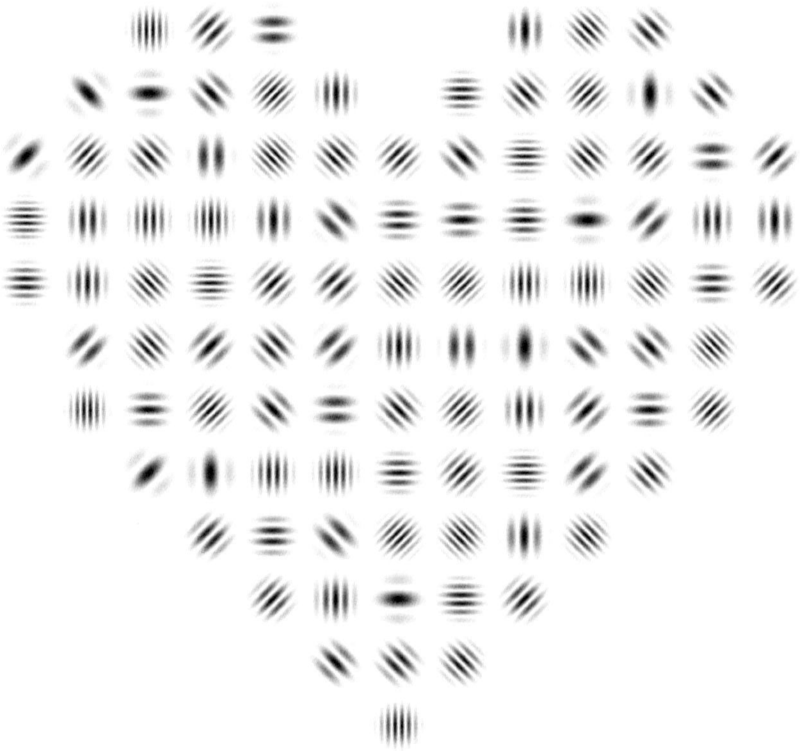

▶答えはP.93

ハート

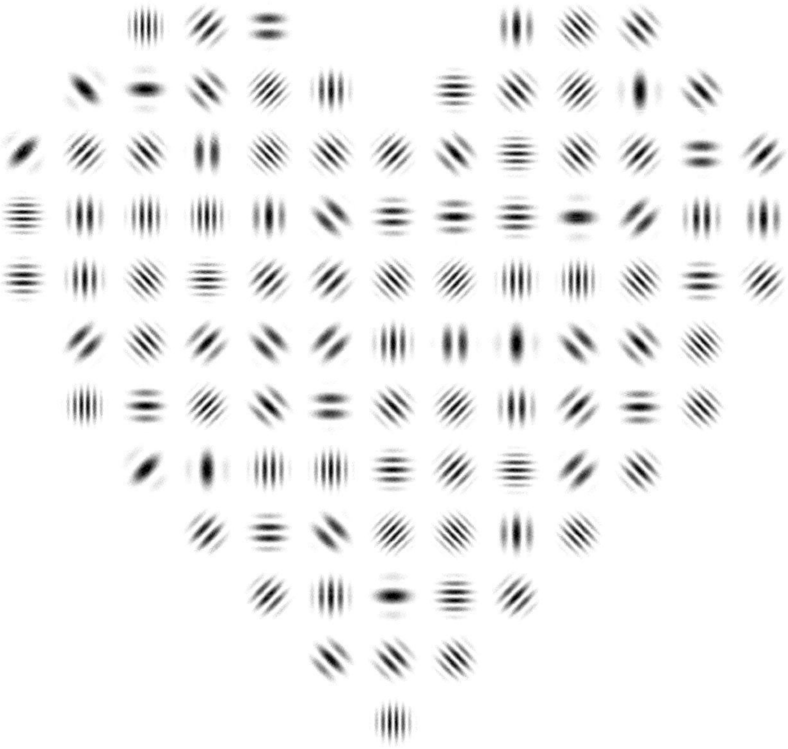

まちがいを7つ見つけてください。

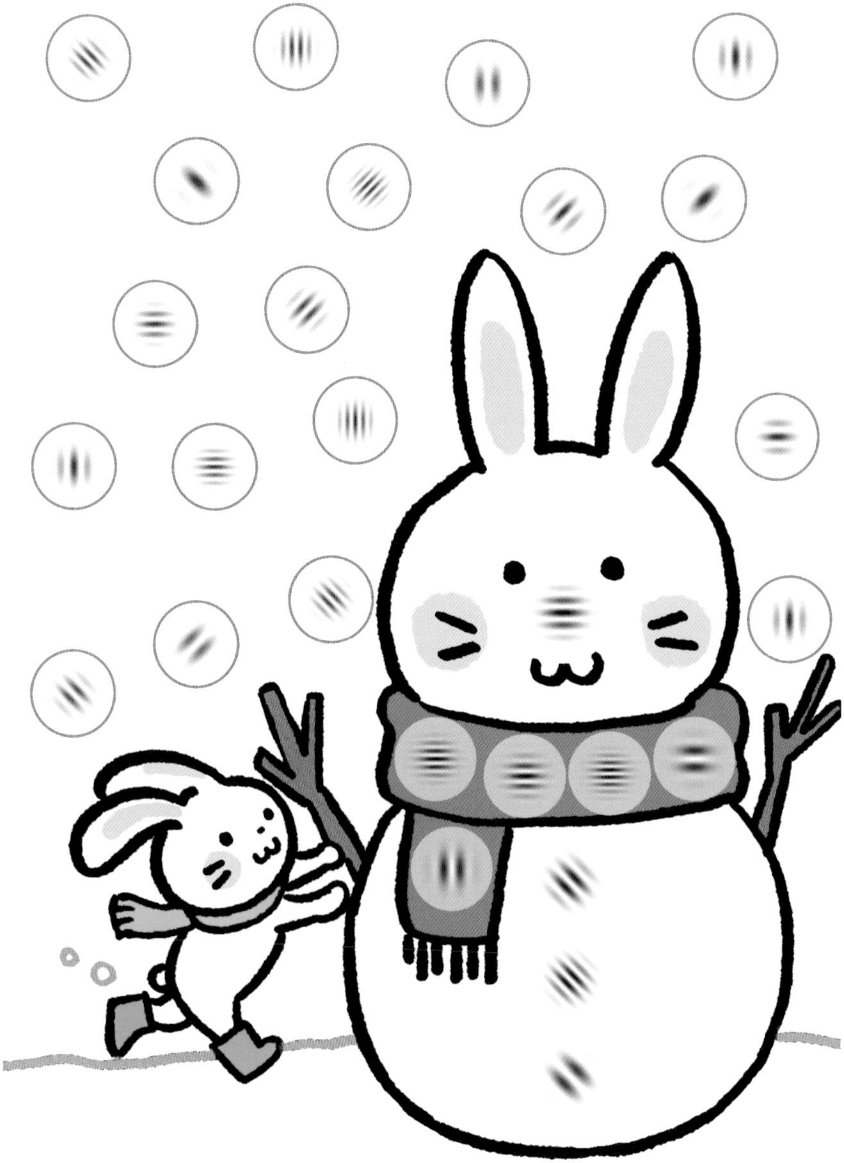

▶答えはP.93

雪うさぎ

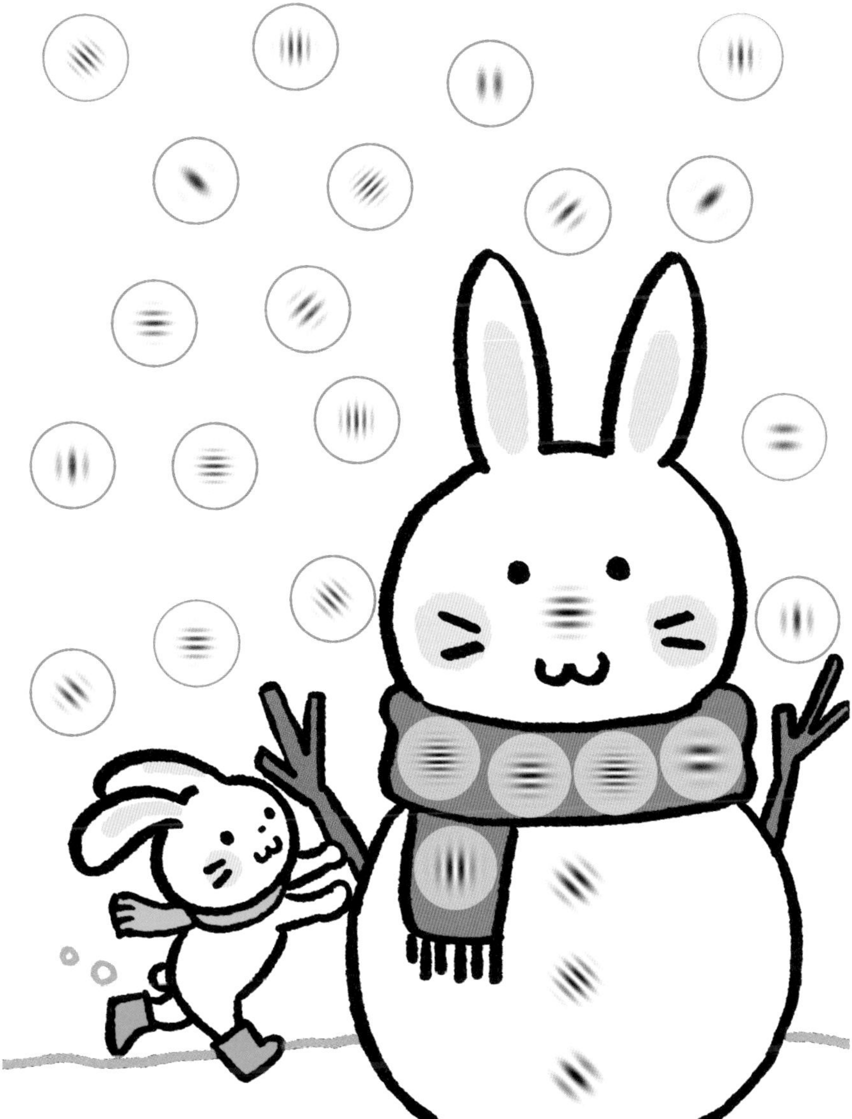

左右のマークが異なる方向にだけ進める迷路です。
から入って、まで進んでください。

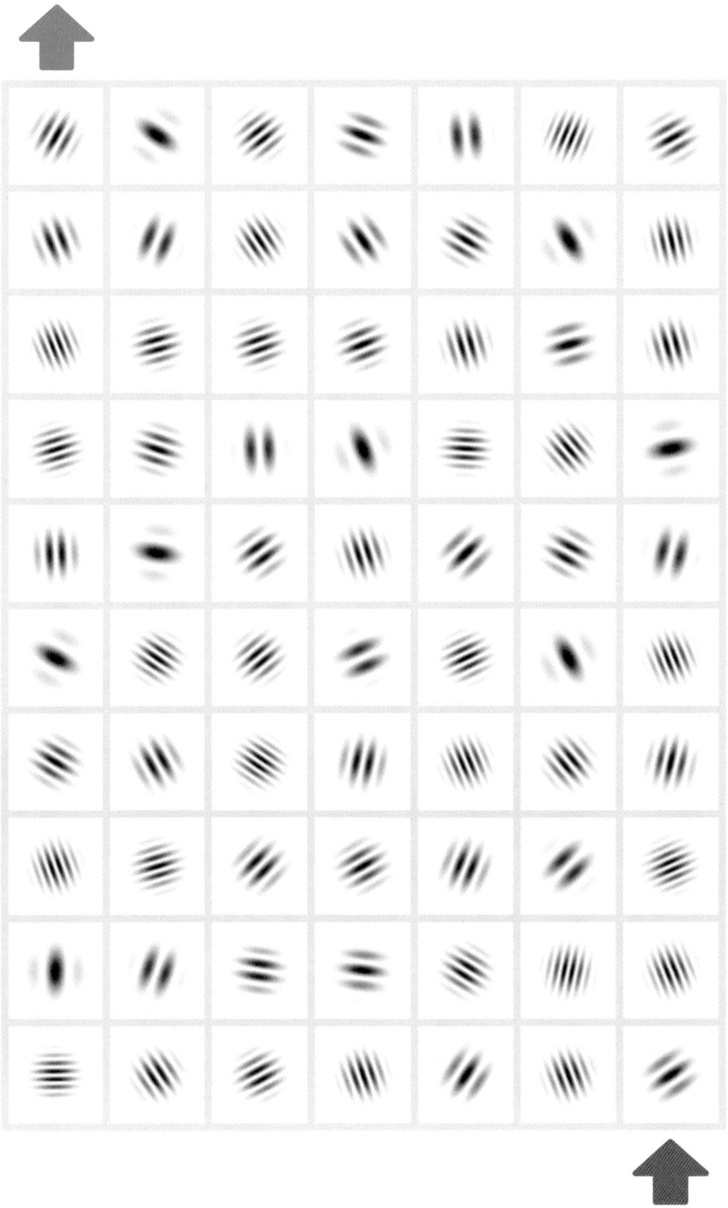

▶答えはP.93

通路ミッケ迷路

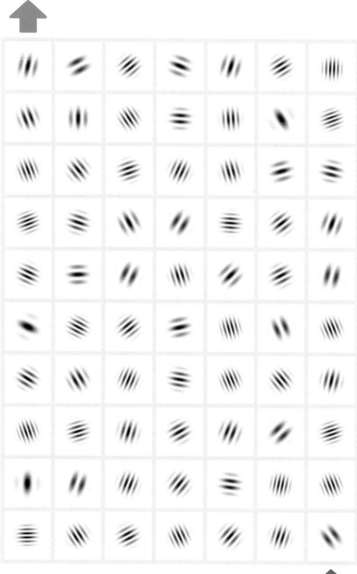

まちがいを３つ見つけてください。
マークの方向や種類のちがいに気をつけましょう。

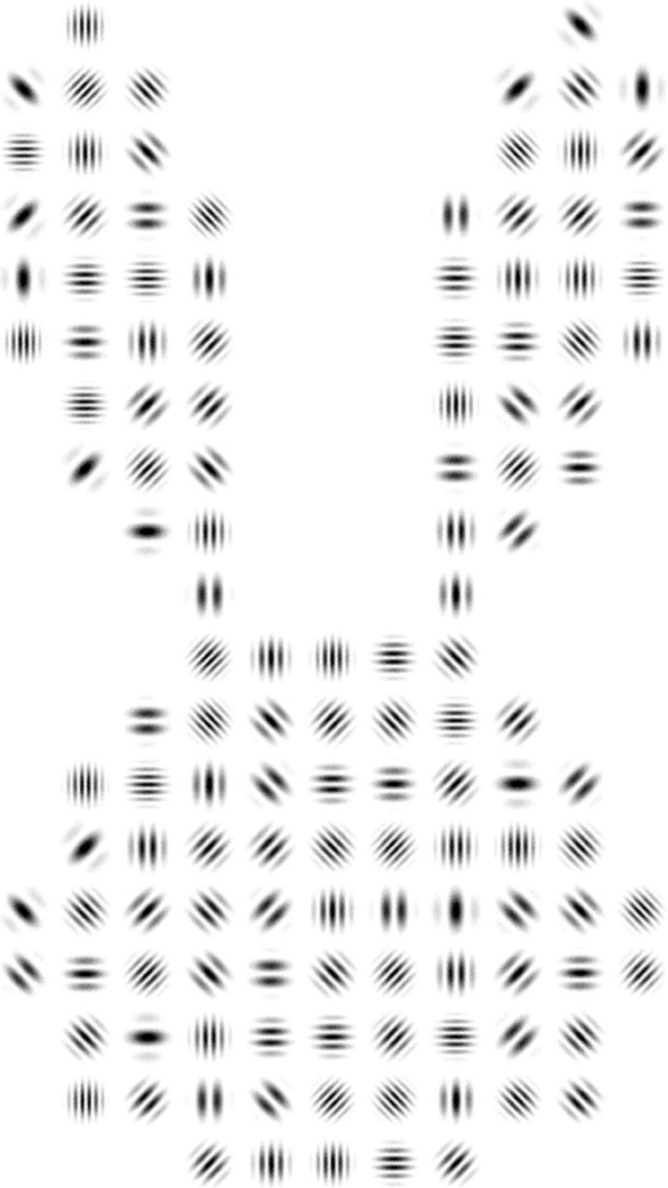

▶答えはP.94

うさぎの顔

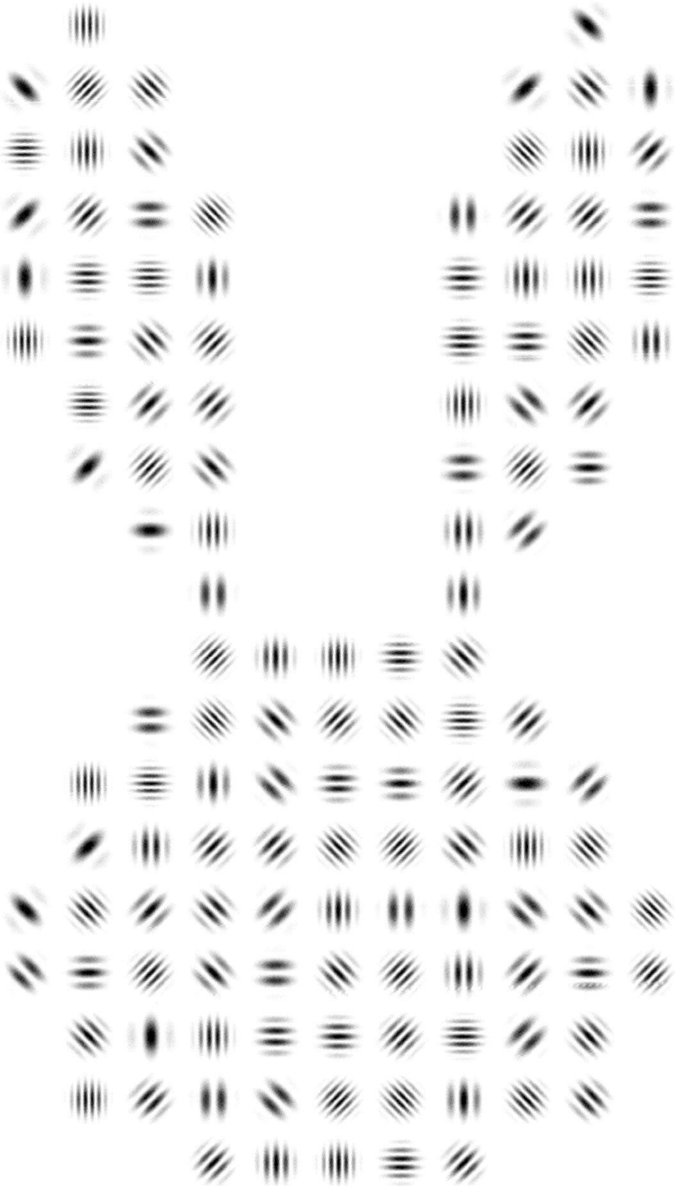

左右のマークが異なる方向にだけ進める迷路です。
から入って、 まで進んでください。

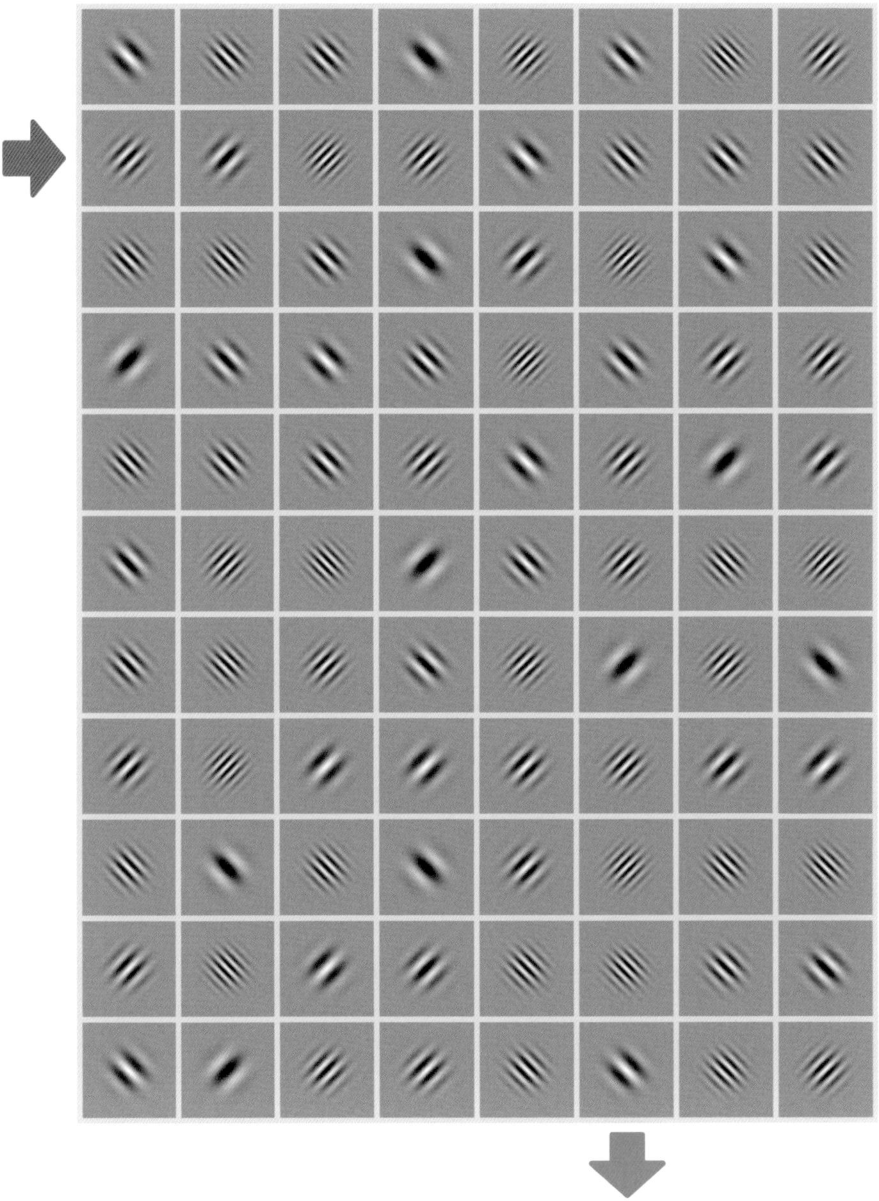

▶答えはP.94

26日目

通路ミッケ迷路

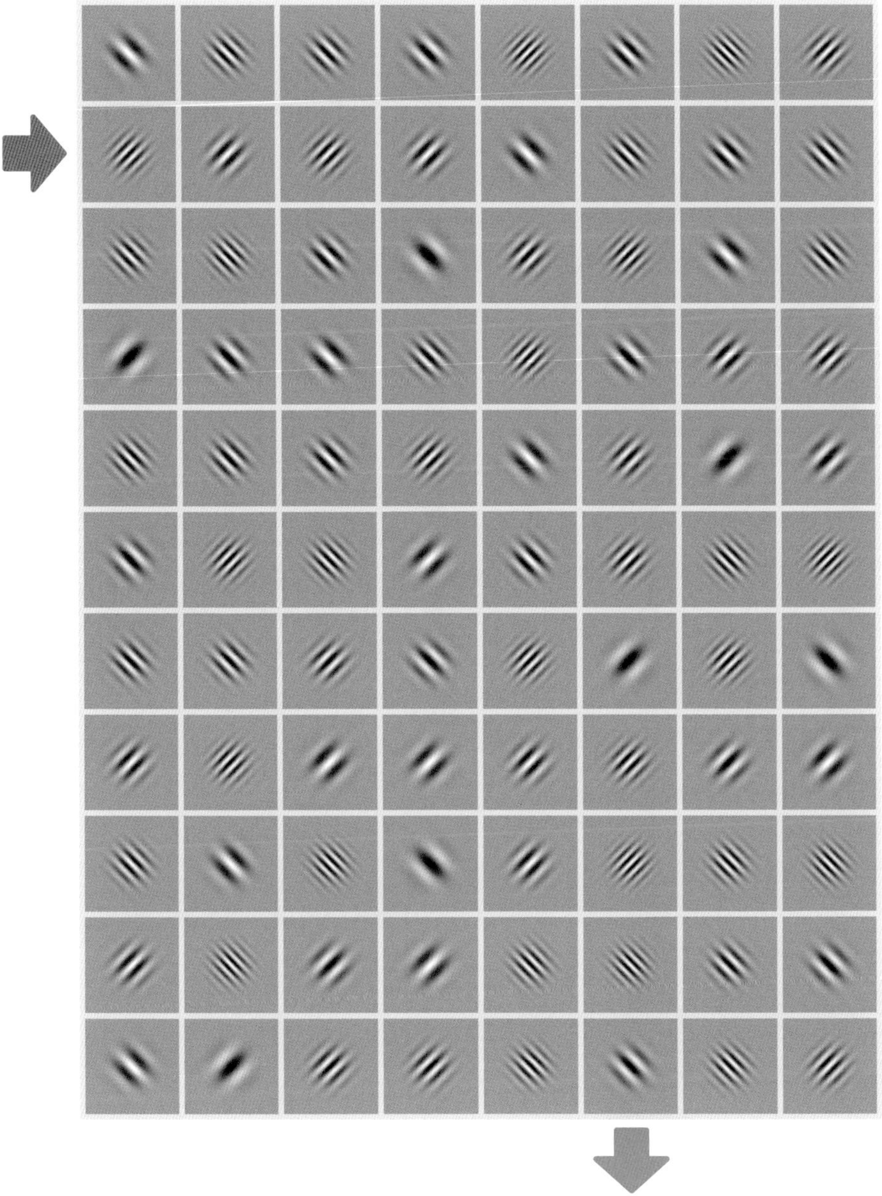

まちがいを６つ見つけてください。
マーク以外の場所にも、まちがいがあるかも……！

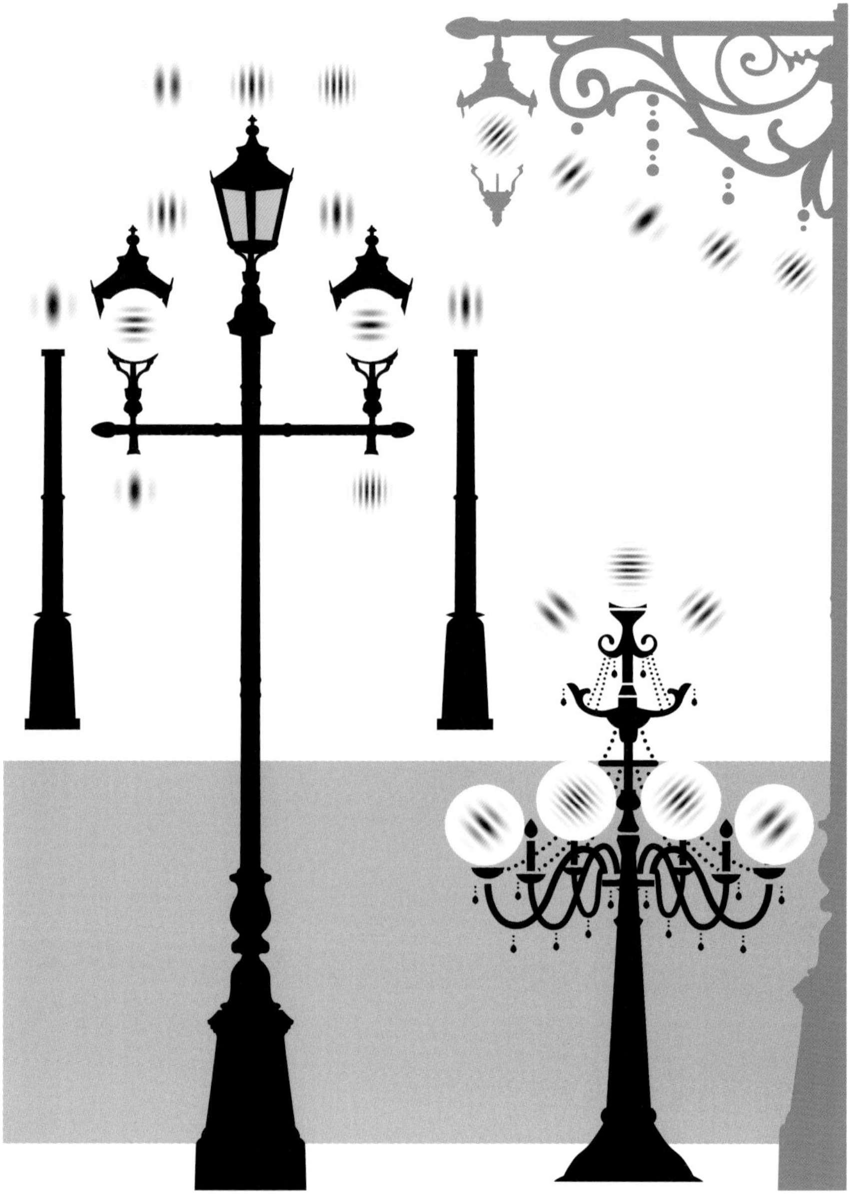

▶答えはP.94

おしゃれな街灯

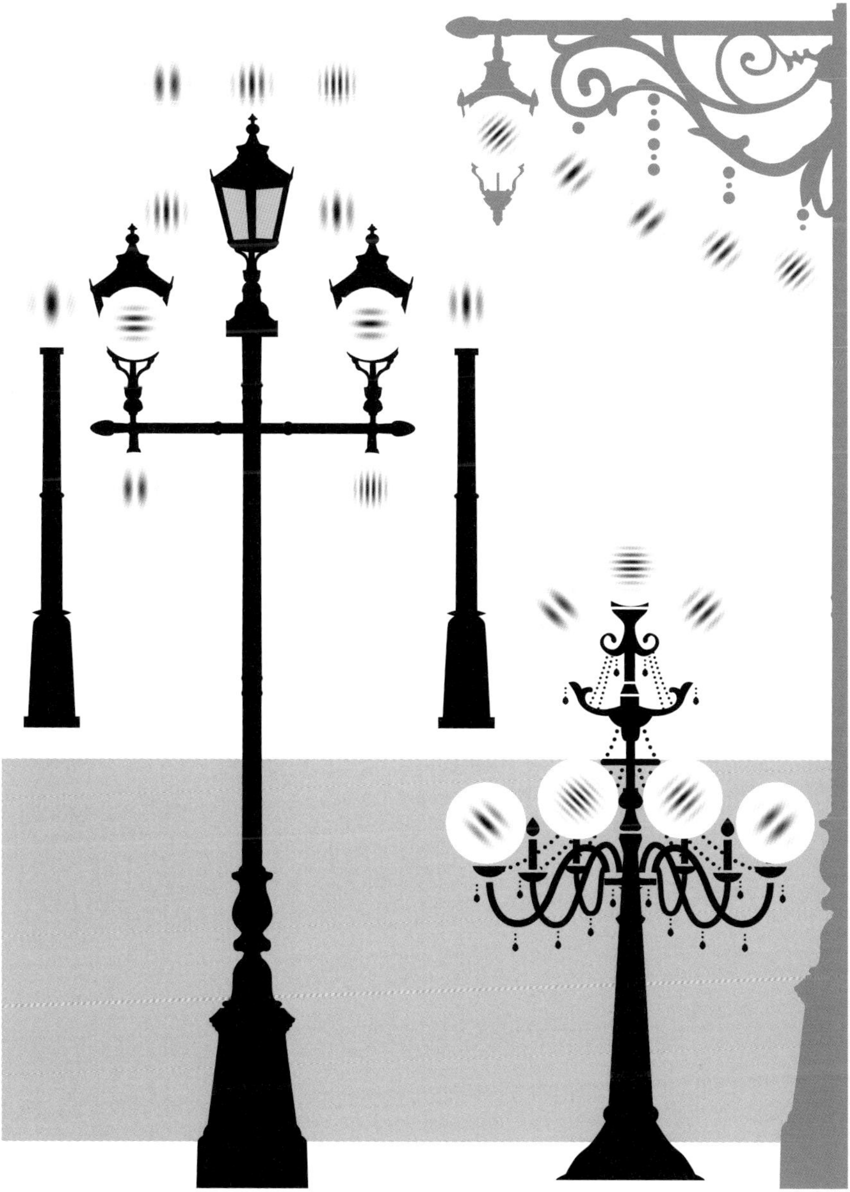

左右のマークが異なる方向にだけ進める迷路です。
から入って、まで進んでください。

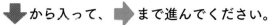

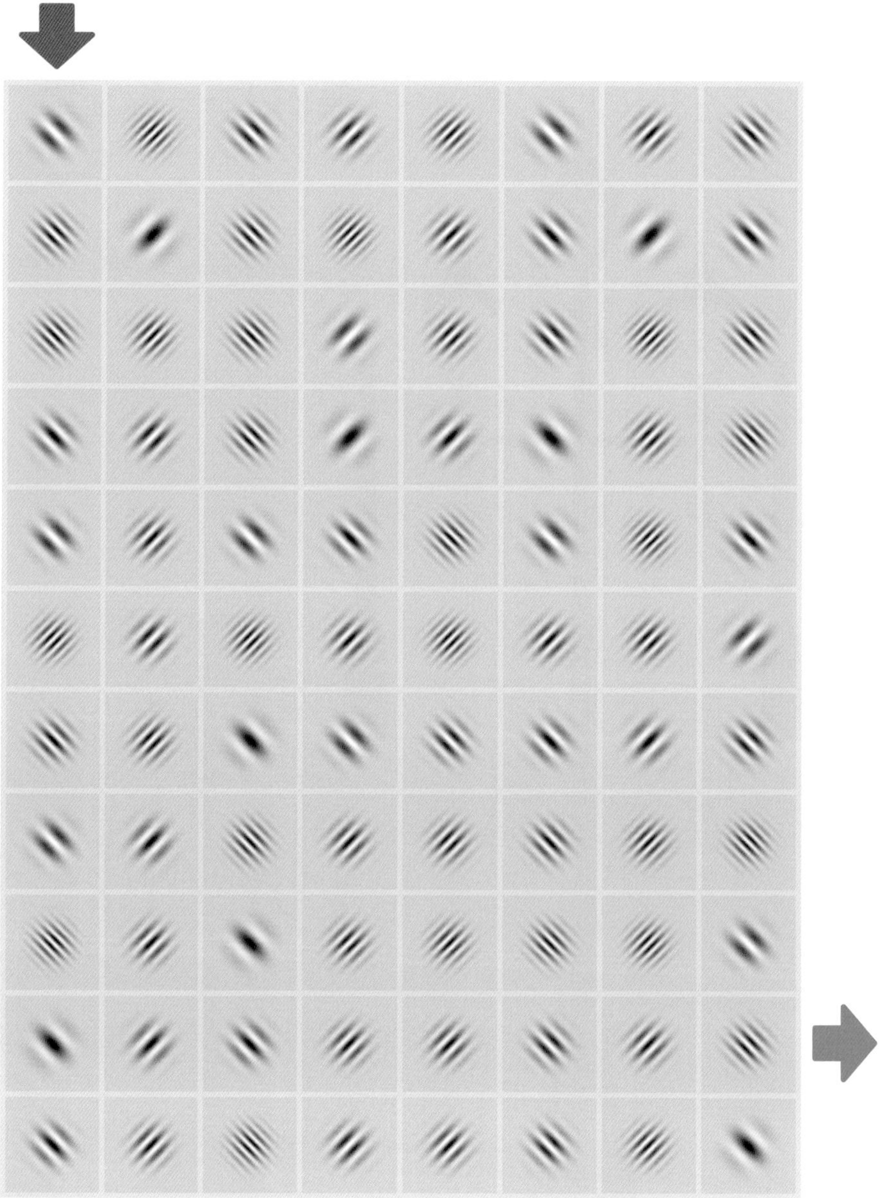

▶答えはP.94

通路ミッケ迷路

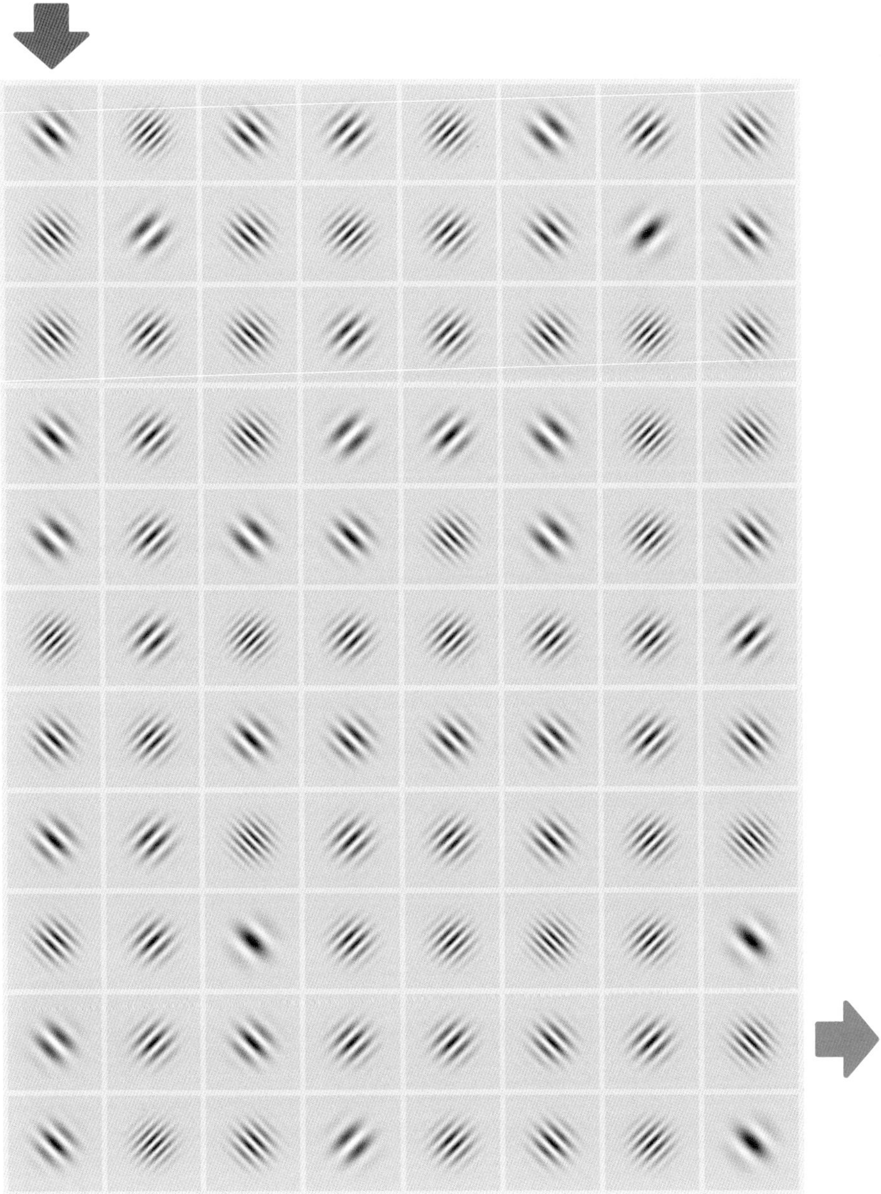

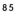

COLUMN 4 平松先生の豆知識
目と心の不思議な関係

心の状態は、目を見るとわかります。たとえば、好きな人の前だと瞳孔は拡大し、逆に関心のない人やものの前だと、瞳孔は縮小します。瞳孔が開いているときの方が、人は魅力的に見えるので、バーや雰囲気のよいレストランなどは瞳孔が開くようわざと薄暗くしているのですね。

■ 自律神経が乱れると、目も悪くなる

心や体のバランスを自動的に調整してくれる自律神経も、目と密接な関係があります。自律神経は、昼間の興奮状態で優位になる「交感神経」と、夜間のリラックス状態で優位になる「副交感神経」から成り立っています。

自律神経のバランスが乱れると、睡眠のサイクルが崩れたり、胃腸の調子が悪くなったり、頭痛や肩こりがひどくなったり……。健康面であらゆるトラブルを引き起こします。

実は、目も例外ではありません。自律神経が乱れると、ピントの調節がうまくいかなくなり、ひどい場合は近視、緑内障を引き起こすこともあるのです。自律神経が乱れるほどの過度なストレスや睡眠不足は、視力の低下にも繋がります。

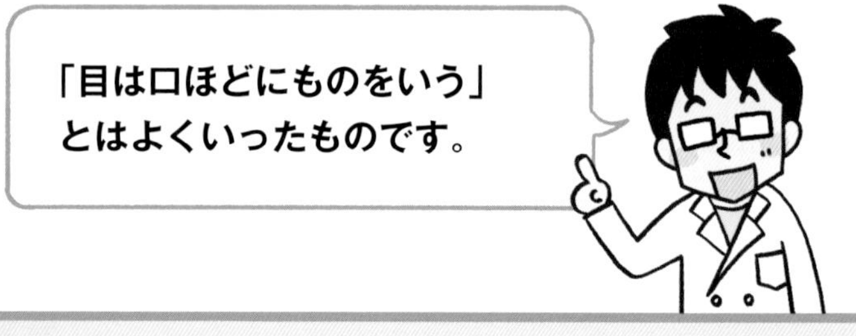
「目は口ほどにものをいう」
とはよくいったものです。

Part 5

解答

1日目

魔法のカギ

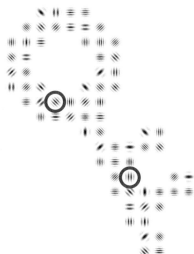

2日目

オリオン座

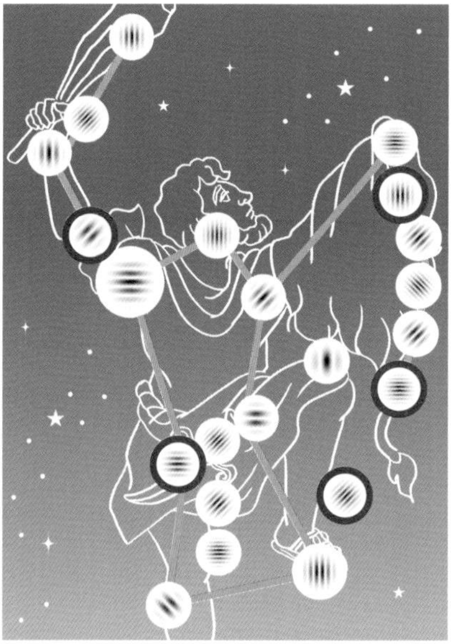

3日目

通路ミッケ迷路

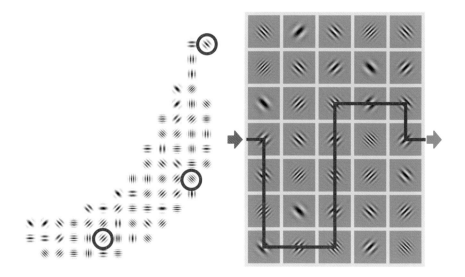

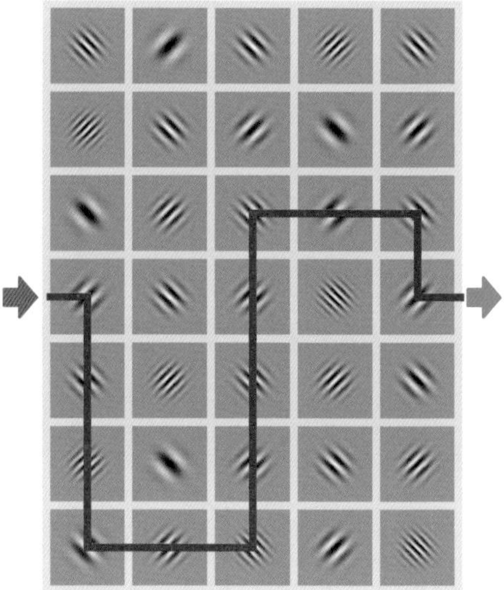

4日目

バナナ

解答

5日目
ぶどう

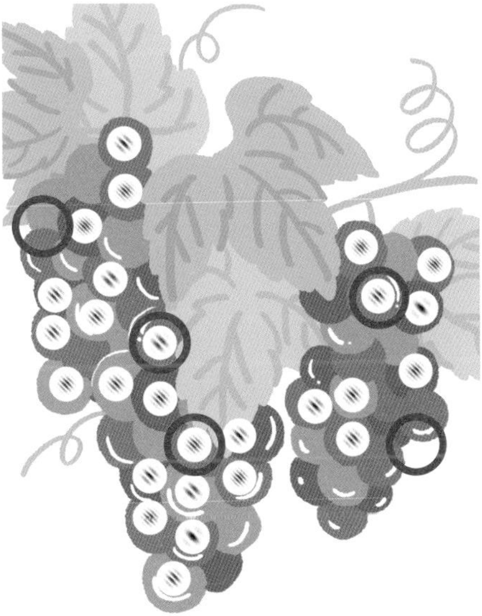

6日目
通路ミッケ迷路

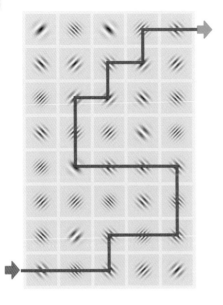

7日目
電源

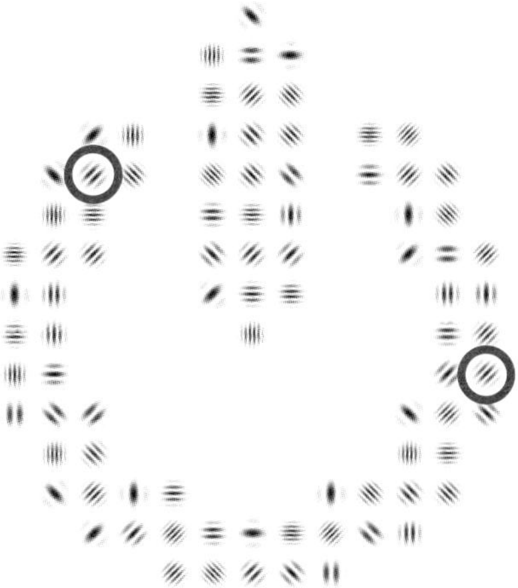

8日目
キノコ大集合

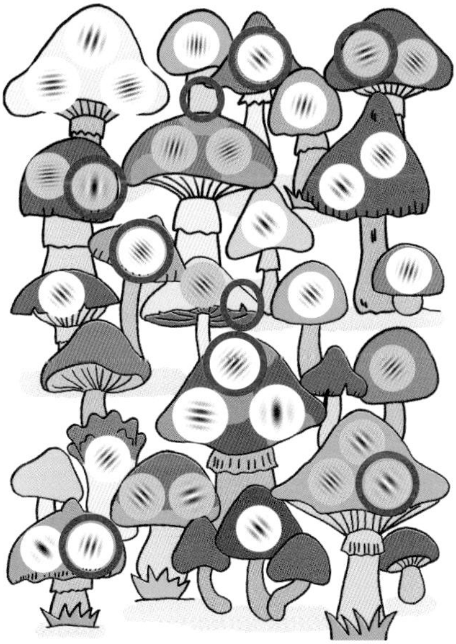

9日目
通路ミッケ迷路

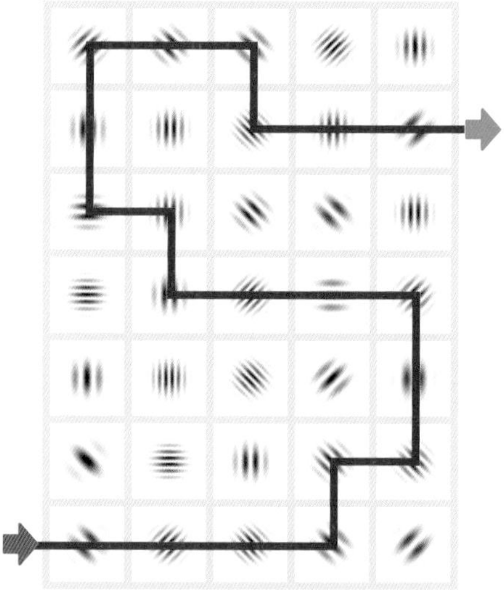

10日目
カタカナの「メ」

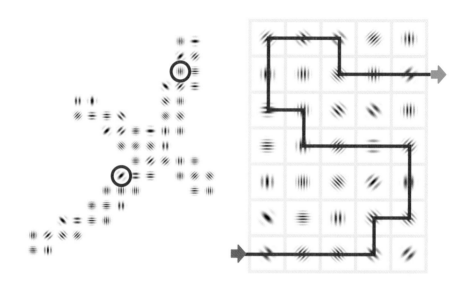

11日目
ウグイスと梅

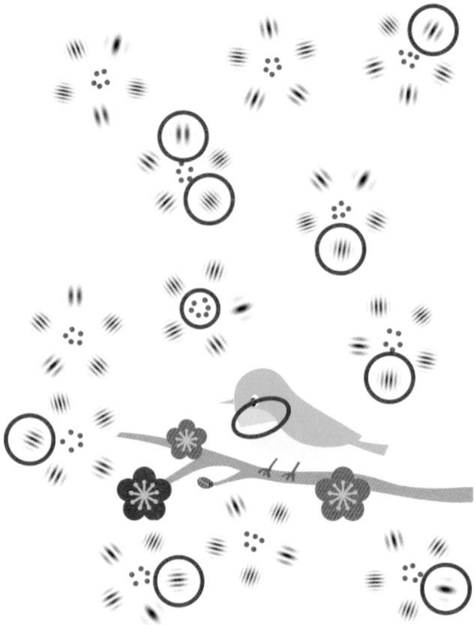

12日目
通路ミッケ迷路

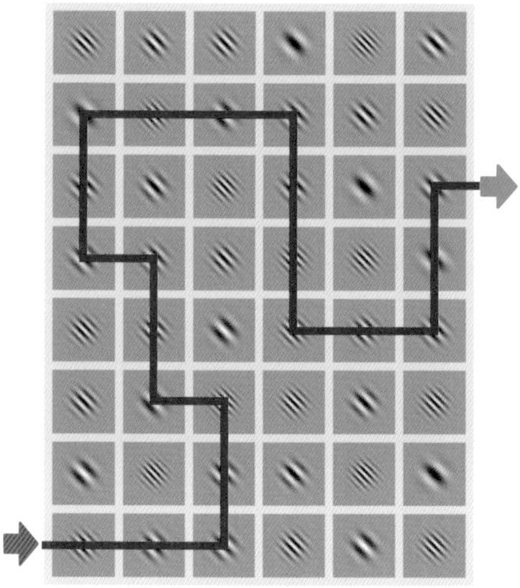

13日目
アルファベットの「A」

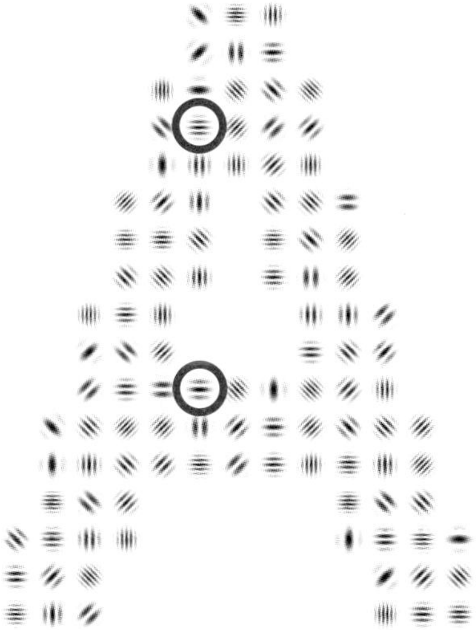

14日目
囲碁

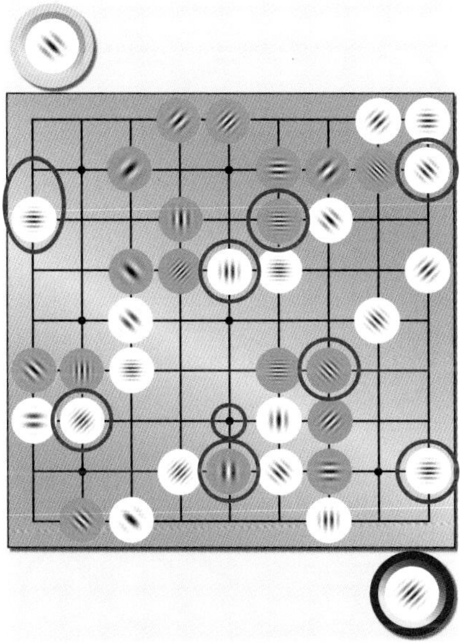

15日目
通路ミッケ迷路

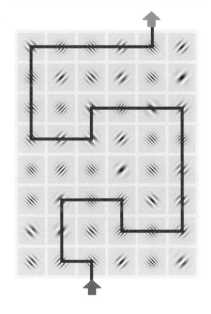

16日目
音符

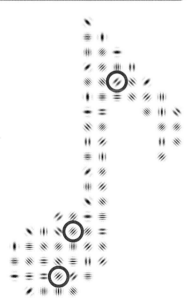

17日目

カラフルなメガネ

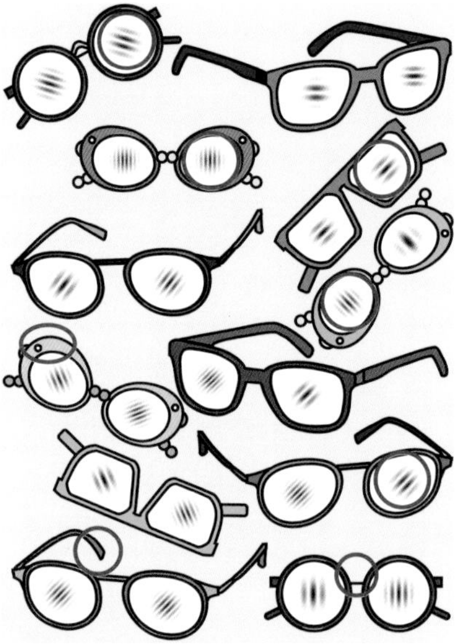

18日目

通路ミッケ迷路

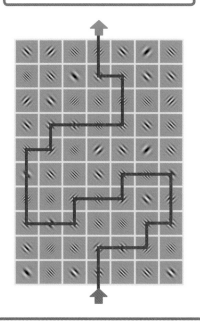

19日目

しいたけ

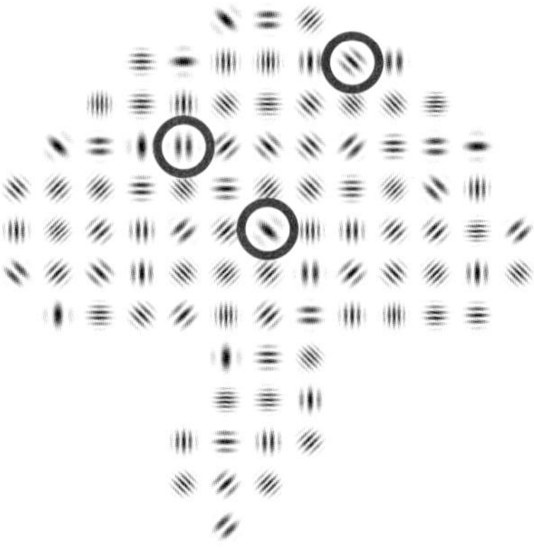

20日目

玉乗りピエロ

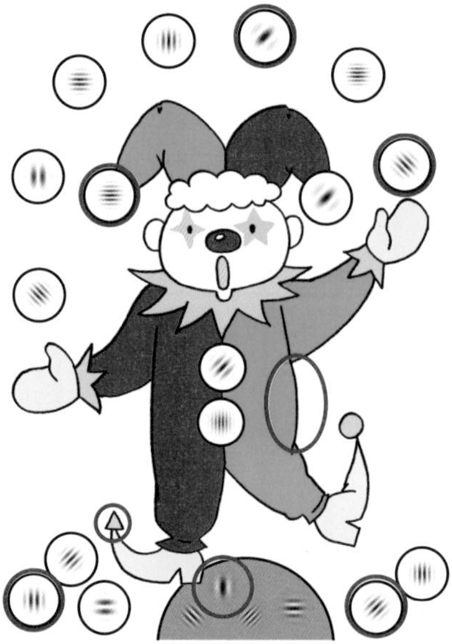

21日目

通路ミッケ迷路

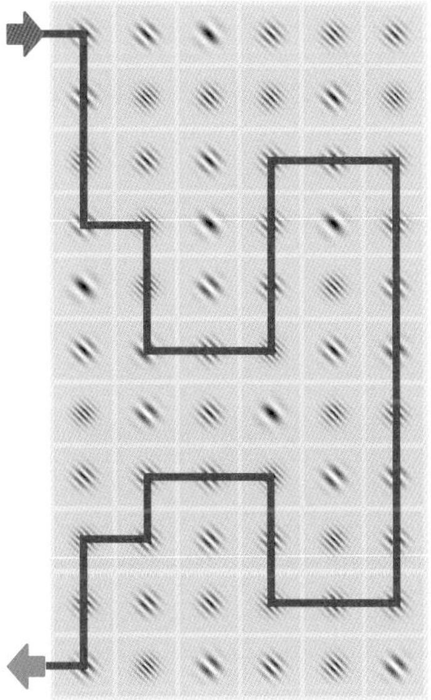

22日目

ハート

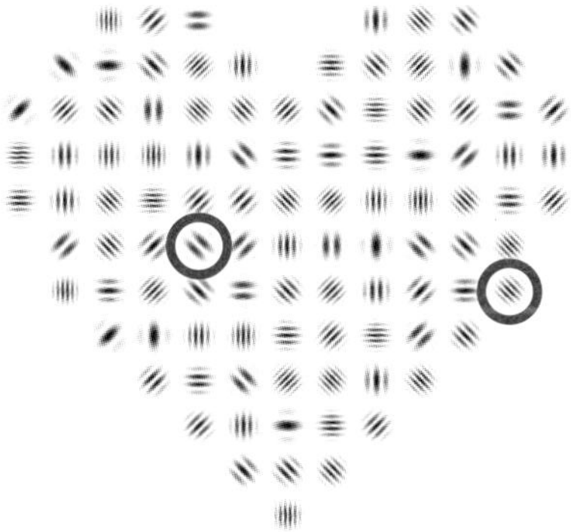

23日目

雪うさぎ

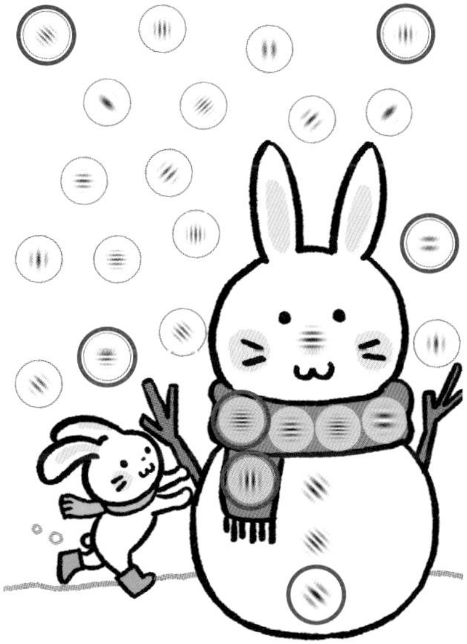

24日目

通路ミッケ迷路

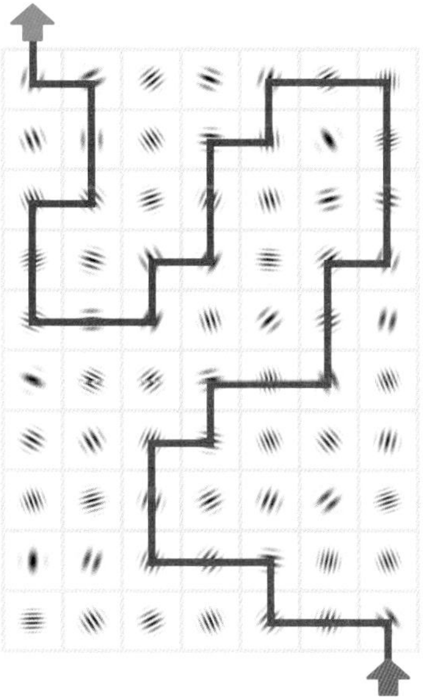

25日目

うさぎの顔

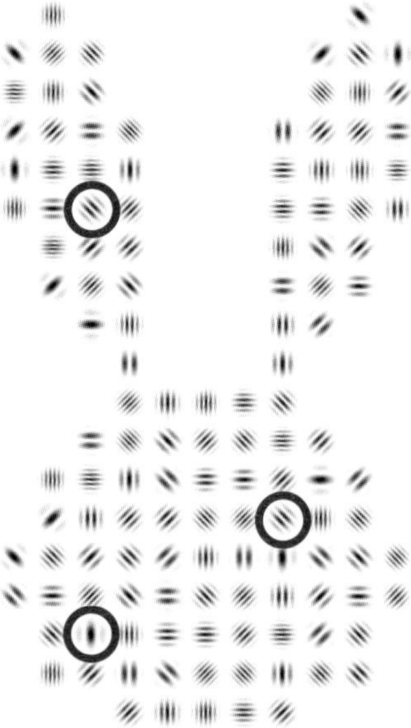

26日目

通路ミッケ迷路

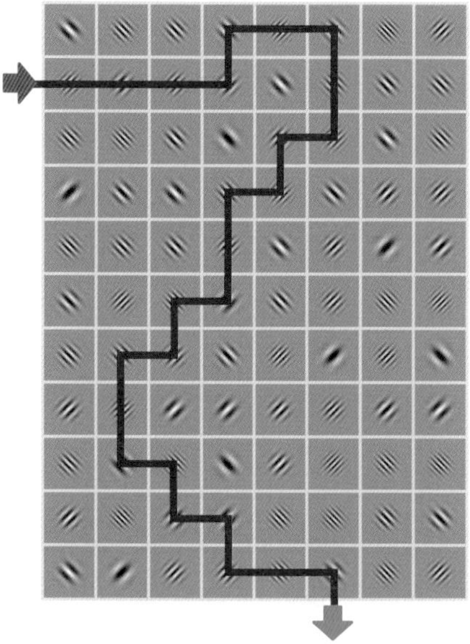

27日目

おしゃれな街灯

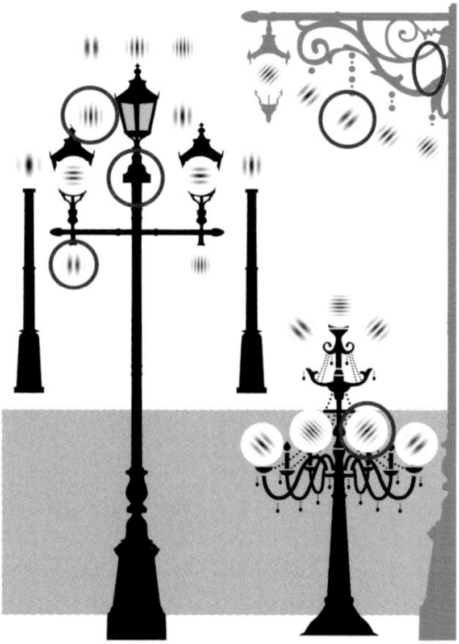

28日目

通路ミッケ迷路

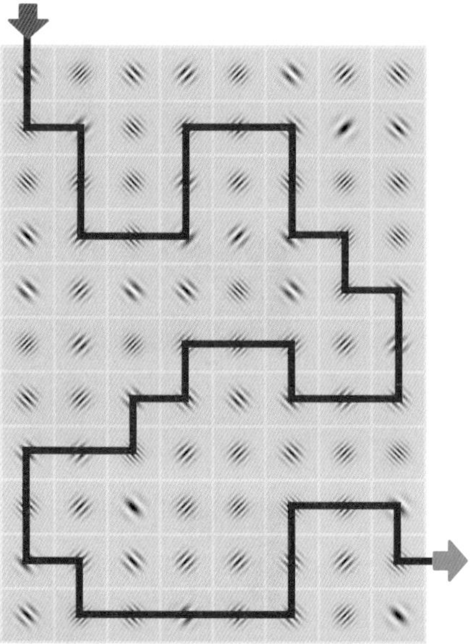

Part 6

もっと！
目がよくなる
習慣術！

もっと！目がよくなる習慣術！①

一生視力を失わない メガネ・コンタクトレンズの使い方

このままじゃ視力0になっちゃうかも？

視力を失わないためには、メガネやコンタクトレンズなどの視力矯正器具とうまく付き合っていくことが大事です。「老眼鏡を早く使い始めると、老眼が進む」ということはありません。そこで大事になってくることが矯正器具の選び方です。

原則、コンタクトレンズよりも、メガネの方が目にやさしいです。

コンタクトレンズがよくない理由は「レンズが眼球を覆う」という構造上、角膜の酸素が不足し、ドライアイを引き起こしやすいからです。

また、角膜内皮細胞という大切な細胞が死んでしまいやすくなります。この細胞が極端に減ると、目の病気になったとき手術が受けられなくなる恐れがあります。

さらに、長期のコンタクトレンズ装用者は、まぶたが下がりやすくなることがわかっています（眼瞼下垂といいます）。長時間装用しないよう気をつけましょう。

メガネやコンタクトレンズを選ぶときに共通して大事なことは、眼科医に測定してもらって作ること。

運転用、読書用、パソコン用、スマホ用など、正確に用途を伝えるとなおよいです。たとえば、運転用のメガネの場合は「よく見えるレベル」が適正です。

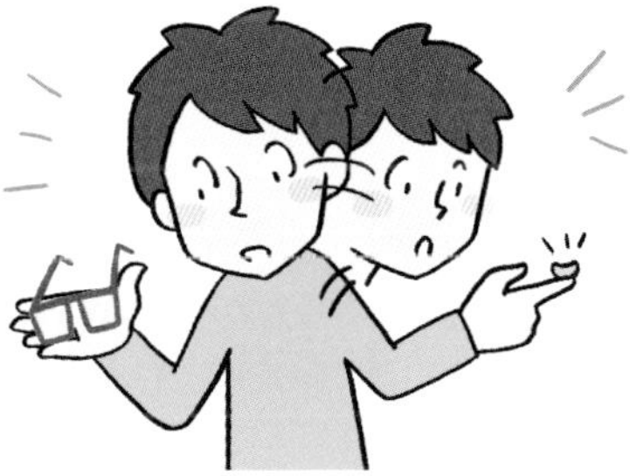

でもそのメガネをパソコン作業や読書、スマホ操作などの際に使うと、度数が強すぎて目や肩が疲れてしまいます。

人によっては、用途に応じて複数のメガネを使い分ける必要があるかもしれません。コンタクトレンズも同様です。とはいえ高齢になって手元が危うくなってきたら、メガネに切り替えることをおすすめします。いずれにせよ、主治医とよく相談してください。

もっと！ 目がよくなる習慣術！ ②

緑内障・白内障は防げる？ 老後の「目」の新常識

緑内障とは眼圧が高くなることで視神経が侵され、視野が欠けていく病気です。高・低血圧や糖尿病の人、近視の人は発症しやすいことがわかっています。過度なストレスも緑内障に繋がります。

また、飲酒は視神経に悪影響を及ぼすことがわかっています。そうはいっても、飲みすぎなければ大丈夫。タバコも網膜の血流量を減らすために避けるのがベストです。

一方、白内障とは、目の中のレンズである水晶体が白く濁り、視力が低下する病気です。さまざまな原因がありますが、最も多い原因は加齢です。とはいえ、予防策は存在します。

白内障とは、ひとことでいうと「光による障害」。ですから、刺激の強い光を避ければよいのです。つばの広い帽子やサングラスなどで目を守りましょう。

食事でいうと「糖化物」（AGEs）がよくないということもわかっています。つまり、焦げたものを控えればよいのです。調理法を選べるときは「焼く」より「煮る」を選んでください。

それから、目を物理的なダメージから守るようにしましょう。たとえば、かゆいからといって、目をすぐにこすったり、かいたりしないことです。

また、私たちの体を酸化から防いでくれる抗酸化作用に富んだ食材を積極的に摂ることもおすすめします。

たとえば次のような食材です。

にんじん、ほうれん草・ブロッコリー・とうもろこし、赤パプリカ・じゃがいも・キウイ、うなぎのかば焼き・かぼちゃ・アーモンド、えびや鮭。

食事からも目の病気は防げるのです。

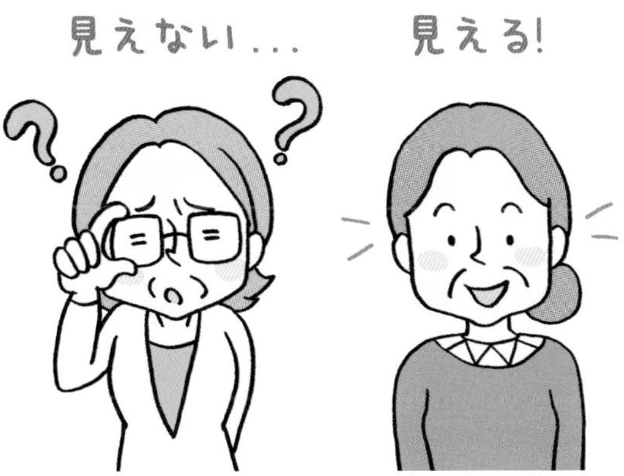

参考文献

1) Improving myopia via perceptual learning: is training with lateral masking the only (or the most) efficacious technique?
Camilleri R, Pavan A, Ghin F, Campana G.
Atten Percept Psychophys. 2014 Nov;76(8):2485-94.

2) Computer-based primary visual cortex training for treatment of low myopia and early presbyopia.
Durrie D, McMinn PS.
Trans Am Ophthalmol Soc. 2007;105:132-8;

Making perceptual learning practical to improve visual functions.
Polat U.
Vision Res. 2009 ;49(21):2566-73

Training the brain to overcome the effect of aging on the human eye.
Polat U, Schor C, Tong JL, Zomet A, Lev M, Yehezkel O, Sterkin A, Levi DM.
Sci Rep. 2012;2:278.

Improving vision among older adults: behavioral training to improve sight.
DeLoss DJ, Watanabe T, Andersen GJ.
Psychol Sci. 2015 Apr;26(4):456-66.

Vision improvement in pilots with presbyopia following perceptual learning.
Sterkin A, Levy Y, Pokroy R, Lev M, Levian L, Doron R, Yehezkel O, Fried M, Frenkel-Nir Y, Gordon B, Polat U.
Vision Res. 2017 : S0042-6989(17)30205-5.

Gains following perceptual learning are closely linked to the initial visual acuity.
Yehezkel O, Sterkin A, Lev M, Levi DM, Polat U.
Sci Rep. 2016 Apr 28;6:25188

Perceptual learning in children with visual impairment improves near visual acuity.
Huurneman B, Boonstra FN, Cox RF, van Rens G, Cillessen AH.
Invest Ophthalmol Vis Sci. 2013 Sep 17;54(9):6208-16.

Vision restoration training for glaucoma: a randomized clinical trial.
Sabel BA, Gudlin J.
JAMA Ophthalmol. 2014 Apr 1;132(4):381-9.

Computer based vision restoration therapy in glaucoma patients: a small open pilot study.
Gudlin J, Mueller I, Thanos S, Sabel BA.
Restor Neurol Neurosci. 2008;26(4-5):403-12.

Vision restoration after brain and retina damage: the "residual vision activation theory".
Sabel BA, Henrich-Noack P, Fedorov A, Gall C.
Prog Brain Res. 2011;192:199-262

Global Prevalence of Myopia and High Myopia and Temporal Trends from 2000 through 2050
Holden BA et al. Ophthalmology. 2016 ;123(5):1036-42.

文献2)は裸眼視力の改善を認めたものです(矯正視力改善は成人弱視の研究があります)。非介入群とも比較していて、何もしていない人は視力の改善は認められませんでした。調節・屈折といわれる目の指標は変わっていなかったので、脳による影響と考えられます。「ガボール・アイ」はこれらの研究のやり方を応用したものです。視力は0.1以上ある人の方が改善が良好です。

著者略歴

平松 類（ひらまつ・るい）

眼科医/医学博士
愛知県田原市生まれ。二本松眼科病院副院長。受診を希望する人は北海道から沖縄まで全国に及ぶ。専門知識がなくてもわかる歯切れのよい解説が好評でメディアの出演が絶えない。現在YouTube「眼科医平松類チャンネル」（登録者19万人以上）で情報発信を行っている。NHK『あさイチ』、TBSテレビ『ジョブチューン』、フジテレビ『バイキング』、テレビ朝日『林修の今でしょ！講座』、テレビ東京『主治医が見つかる診療所』、TBSラジオ『生島ヒロシのおはよう一直線』、『読売新聞』、『日本経済新聞』、『毎日新聞』、『週刊文春』、『週刊現代』、『文藝春秋』、『女性セブン』などでコメント・出演・執筆等を行う。著書は『１日３分見るだけでぐんぐん目がよくなる！ガボール・アイ』『老人の取扱説明書』『認知症の取扱説明書』(SBクリエイティブ)、『老眼のウソ』『その白内障手術、待った！』（時事通信社)、『自分でできる！人生が変わる緑内障の新常識』（ライフサイエンス出版）など多数。

１日《にち》３分《ぷん》まちがいさがしで目《め》がよくなる！

ガボール・アイ

2023年７月６日　初版第1刷発行
2024年９月18日　初版第5刷発行

著　　者　平松《ひらまつ》 類《るい》

発 行 者　出井貴完

発 行 所　SBクリエイティブ株式会社
〒105-0001　東京都港区虎ノ門2-2-1

装　　丁　菊池 祐

本文デザイン·DTP　荒木香樹

本文イラスト　和全（Studio Wazen）

編集協力　山守麻衣

問題作成　パズル作家・北村良子（イーソフィア）

企画協力　おかのきんや

編集担当　山田涼子

印刷·製本　三松堂株式会社

本書をお読みになったご意見・ご感想を
下記URL、またはQRコードよりお寄せください。

https://isbn2.sbcr.jp/19077/

落丁本、乱丁本は小社営業部にてお取り替えいたします。定価はカバーに記載されております。本書の内容に関するご質問等は、小社学芸書籍編集部まで必ず書面にてご連絡いただきますようお願いいたします。

ISBN978-4-8156-1907-7

【特別付録　その1】　視力検査のやり方

老眼測定用の「近見視力検査表」

- 30cm離れたところから、この視力検査表を見ます
- リングの欠けた部分が、どこにあるのかが見えるかどうかをチェックします。欠けた部分がわかる一番小さなリングに該当する数字が、視力となります
- 右目、左目、両目のそれぞれでチェックしてください

※メガネやコンタクトレンズはつけたままでOKです。ただし老眼鏡の場合は、外してください

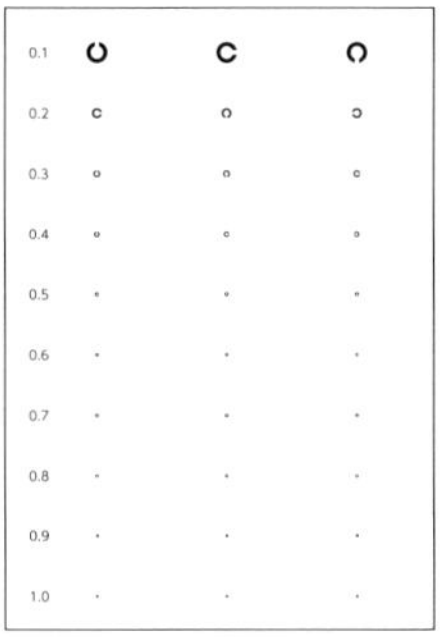

【特別付録　その2】

近視測定用の「遠見視力検査表」

- 3m離れたところから、この視力検査表を見ます
- リングの欠けた部分が、どこにあるのかが見えるかどうかをチェックします。欠けた部分がわかる一番小さなリングに該当する数字が、視力となります
- 右目、左目、両目のそれぞれでチェックしてください

※ メガネやコンタクトレンズは必ず外してください
※ コピーして壁に貼れば、もっと使いやすくなります

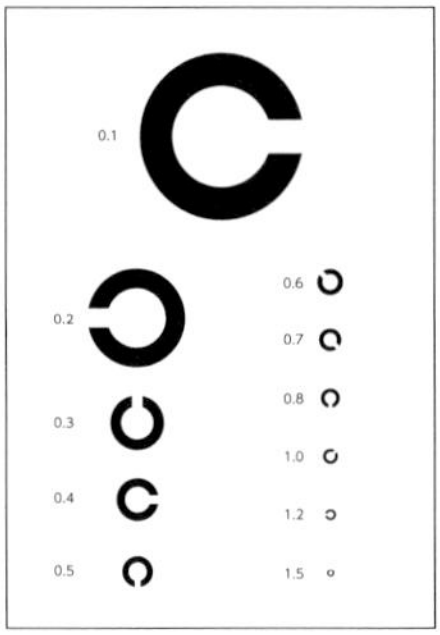

【特別付録　その2】

老眼測定用の「近見視力検査表」

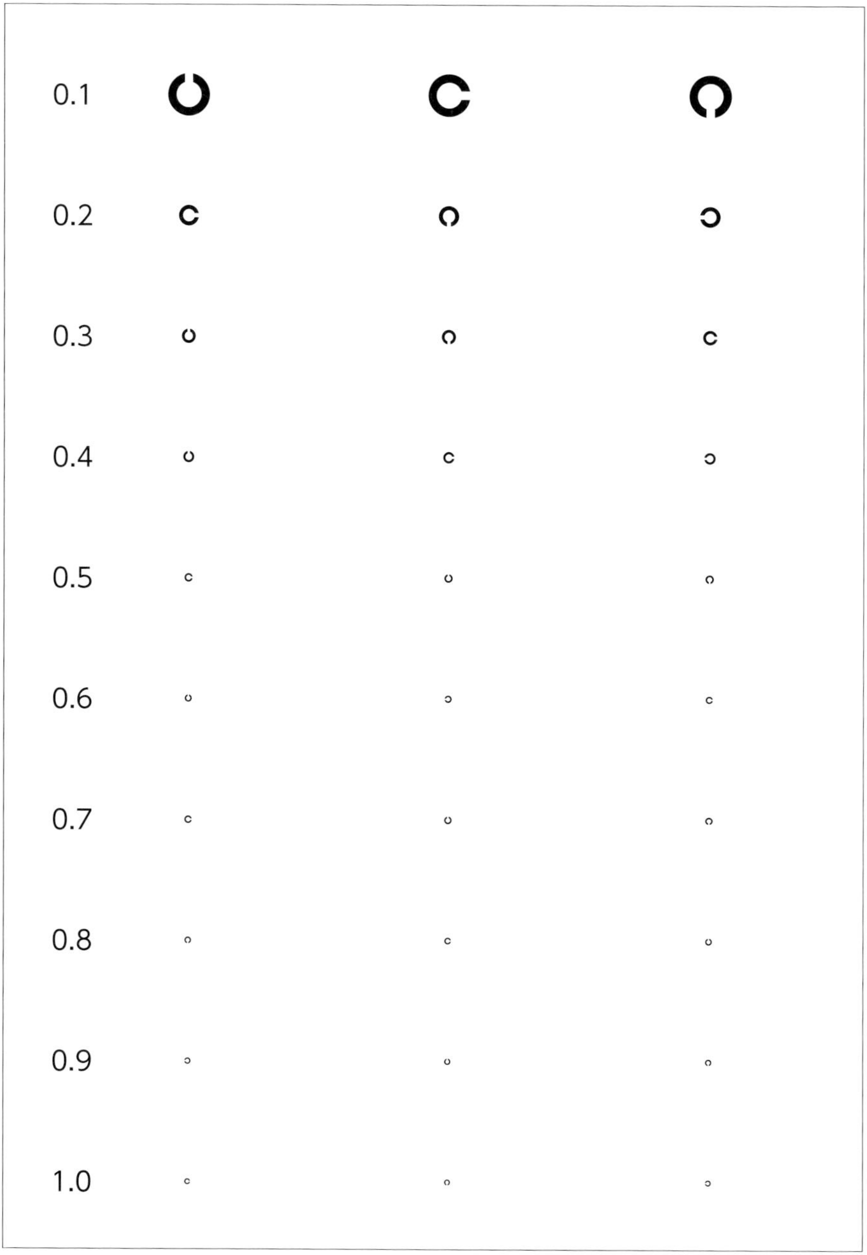

【特別付録　その3】

近視測定用の「遠見視力検査表」

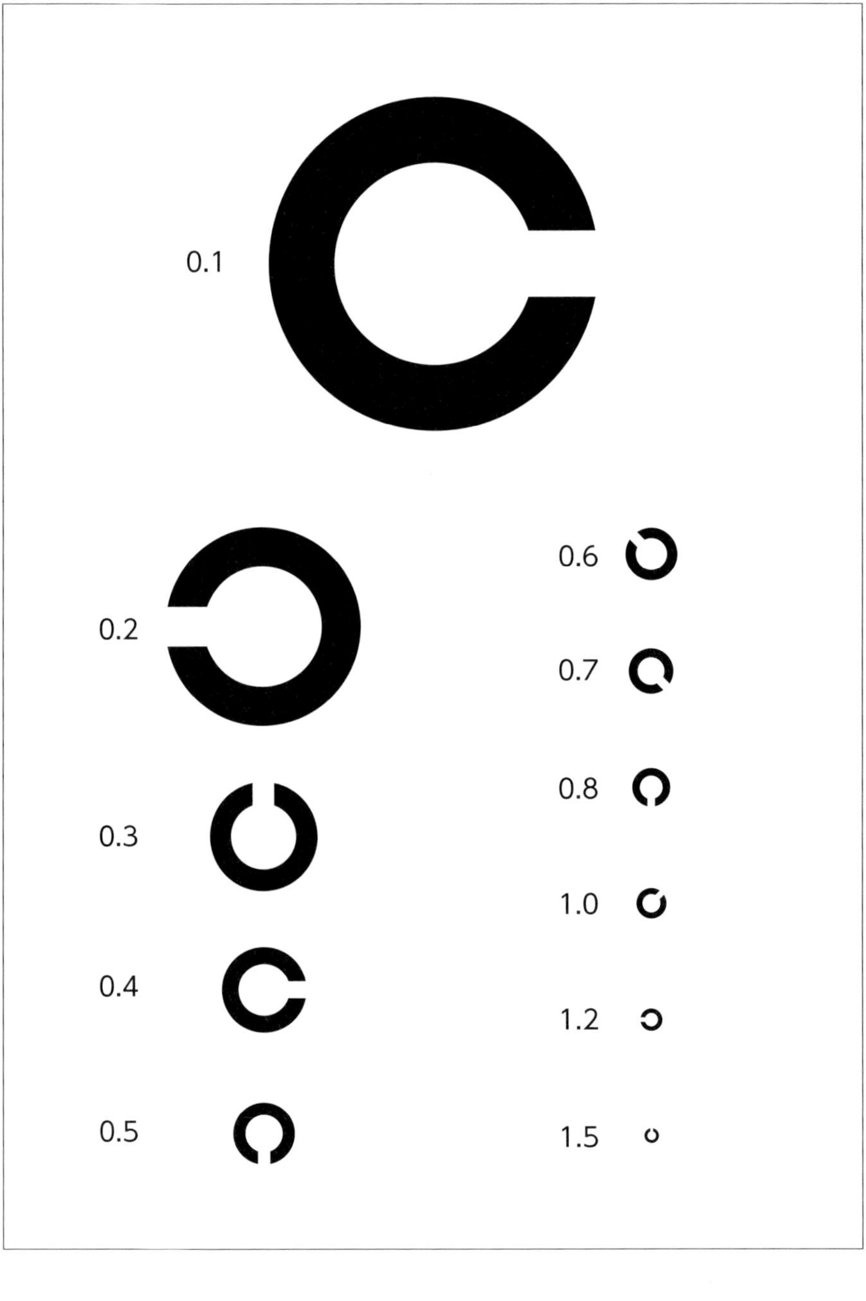